糖尿病に薬はいらない！

森田トミオ

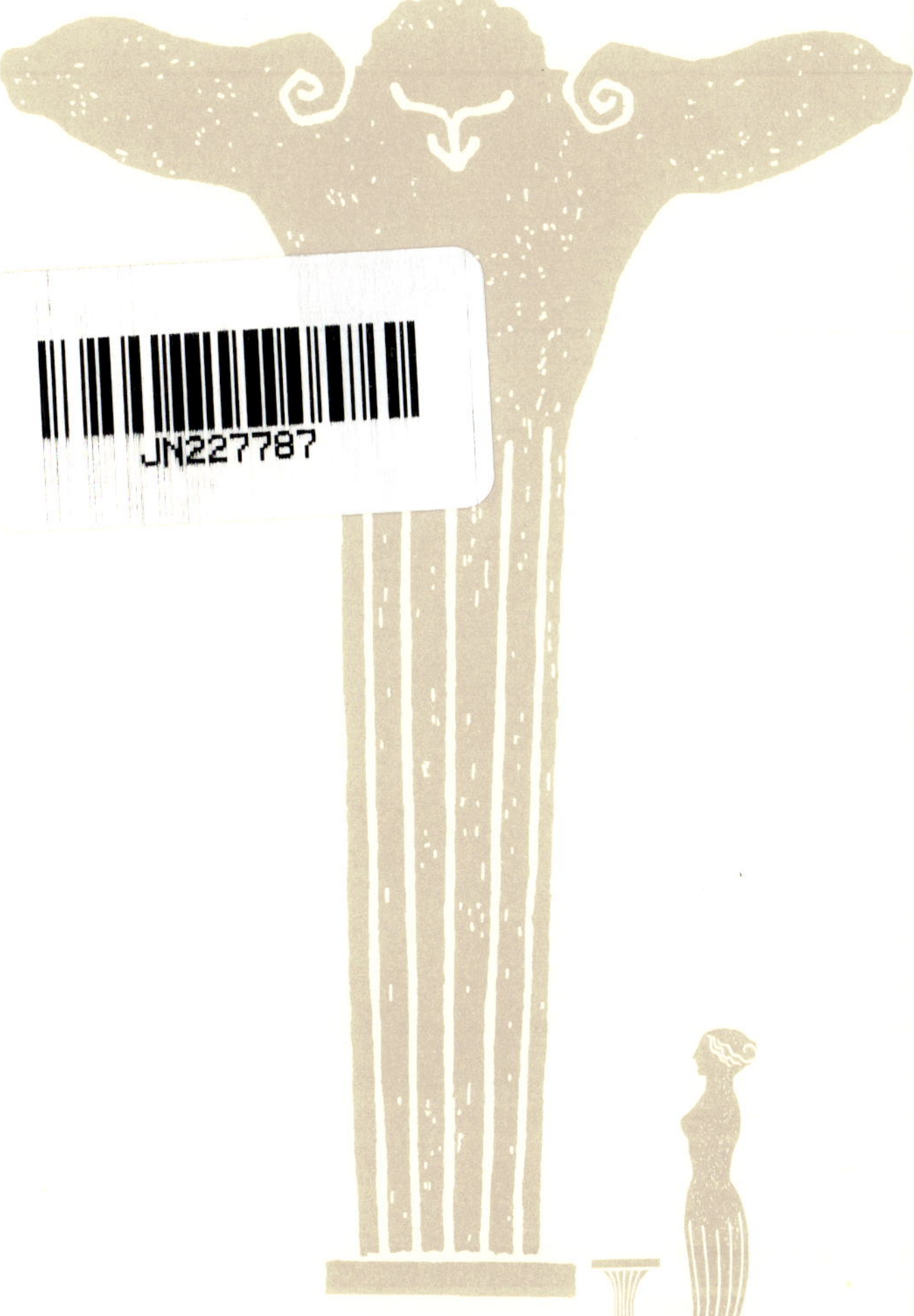

宝島社新書

糖尿病に薬はいらない！

森田トミオ

宝島社新書

はじめに

その頃、毎日のように「夕刊フジ」に、食べ物と健康に関する原稿を入稿していました。たくさんの先生方にお会いして、ビタミンやミネラルの働きや、そのほかの栄養素の働き、さらには過剰摂取の弊害などに関する知識が深まった頃、「糖尿病を治す食べ物」をテーマに取り上げました。

それでいろいろと調べてみたのですが、どうも、何かがおかしいのです。というのは、ほとんどすべての本が、糖尿病は治らないことを前提に書かれていたからです。医師によって書かれたほとんどの本には「糖尿病治療の基本は、運動と、食事療法と、薬物療法の併用です」と、薬の使用は完全に前提とされています。もちろん、そのような本も必要なのでしょうが、それ以外の情報がないというのはおかしいのではないでしょうか？

それまでにいろいろ取材してきた知識からして、糖尿病は代謝異常がひとつの原因であり、それを回復させるためには、ある種のビタミンやミネラル類がどうしても必要であるはずなのに、そのことが強調されている本はほとんどありませんでした。そして、もうひとつ気になったのは「糖尿病を治すための食事療法の本」です。思うに、それはあまりにおいしそうで、肉類や油の使用が多く、カロリーが高そうで、これでは治るものも治らないのではないかなと思ったのです。そして、本屋さんにはそのような本しか並んでいないのです。

あるとき本屋さんにいたら、少し太り気味の中年過ぎの女性が糖尿病の本のコーナーで、熱心に立ち読みしているのです。あれこれ本を取り出して、真剣に何かを探しているのですが、そこにはあきらめの表情しか浮かんでいません。どの本にも、糖尿病は治らないと書いてあるからです。でも、そうではないはずです。治した人もたくさんいます。彼女に声をかけて、治すにはどうすればよいか説明したくなりましたが、説明が少し長きにわたりそうです。そこで、1冊の本を、その棚の中に混ぜて置きたくて、本書の執筆に全力を傾けました。手にとっていただければ幸いです。

2001年12月3日　著者

目次

第2章 糖尿病に効くビタミン・ミネラル

ミネラル編　120

ビタミン編　144

▼図版作成＝柳真澄

プロローグ

現代型糖尿病の問題点

糖尿病患者の数は、1997年の厚生労働省の調べで690万人、さらに、糖尿病予備軍といわれる人を含めると1370万人、国民のおよそ10人に1人が糖尿病か、糖尿病になる危険性を秘めているというデータが示されています。

糖尿病には1型と2型があります。1型というのは自己免疫反応やウイルス感染などにより、すい臓のランゲルハンス島が破壊され、インスリンが製造されなくなるために起こります。そのため、必ず外からのインスリン補給を必要とします。若年で発症することが多く、治療法は今のところ見つかっていません。ただ、糖尿病患者全体に占める割合は数パーセントといわれています。それに対して2型は遺伝的要素もありますが、その多くは生活習慣の不摂生などで起こる病気です。中年以降に発症することが多く、厚生労働省の統計に表れている数字もほとんどが2型です。以後この本で糖尿病、あるいは糖尿病を治すという場合は、すべて2型の糖尿病を指します。

糖尿病とは、食事のあと、さらには空腹時にも一定量以上の血糖値の高い状態が続くことをいいます。普通、食事をすると糖質、脂質、タンパク質などの栄養素が吸収されて血液中に入り血糖値が上がりますが、それと同時にすい臓からインスリンが分泌されて、血糖値を下げるように作用します。インスリンが分泌されるとなぜ血糖値が下がるのかといいますと、血液中の糖分（ブドウ糖）は、細胞にエネルギーとして使われるために血液中に放出されているわけですから、各細胞がそのブドウ糖を取り込み、エネルギーとして利用すると、血糖値は自然に下がるのです。

ここで問題なのは、各細胞は、勝手にブドウ糖を細胞内に取り込むことができないということです。それは、安全のための仕組みです。細胞膜の内側には、DNAなどの重要な物質が保護されていますから、必要なものしか入れない仕組みになっているのです。そのため、ブドウ糖を取り込むためには必ずインスリンが必要で、インスリンが細胞膜にあるインスリンレセプター（インスリン受容体）に取り付くことにより、細胞膜にある回転ドアが開いて、ブドウ糖が細胞内に取り込まれる仕組みになっていると考えられています。

つまり、ブドウ糖を利用するためにはどうしてもインスリンが必要で、いってみればインスリンがブドウ糖を細胞内に入れるためのドアのカギを開けるのです。体にある60兆ともいわれる細胞でそのような作業が行なわれ、細胞内に取り込まれたブドウ糖は、細胞内にある発電装置の燃料となり、体を動かすためのエネルギーが生産されます。

それが、私たちが活動するための大まかな仕組みです。体のどこかでエネルギーをまとめて作っているのではなく、それぞれの細胞でエネルギーを作ることが重要なのです。そうすると面倒な運搬の手段が必要なく、ロスもありません。

さて、ここで問題なのは現代型の糖尿病です。糖尿病というのは、血液中の血糖値が高いまま推移する病気ですが、なぜ血糖値が下がらないのか、二つの原因が考えられます。

一つは、インスリンの量が充分でないからです。インスリンは、唯一、ブドウ糖を細胞内に取り入れることのできるホルモンです。ですから、インスリンがなければ致命的です。細胞はエネルギーを得ることができずにエネルギー不足に陥ります。1型糖尿病の人は自己免疫などにより、すい臓がインスリン製造能力を失ったためインスリン注射を必要とします。しかし、現代型の2型糖尿病の場合は、本来はすい臓は充分にインスリンの製造能力を持っているのですが、徐々にその能力が低下して、やがてインスリンの分泌量が極端に下がってしまうのです。インスリンの量が足りないのでブドウ糖が充分細胞に取り込まれず、血糖値が高い状態が続きますが、細胞内にはブドウ糖が少ないのでエネルギー生産が不足し、体がだるいなどの症状が出てきます。

もうひとつの原因は、すい臓からのインスリン分泌は正常なのに、細胞膜にあるインスリンレセプターの感受性が鈍っている場合です。つまり、インスリンというドアのカギはあるのに、カギ穴がふさがっているためにドアが開かず、ブドウ糖が中に入れないのです。これはインスリンの効きが悪いと考えられているため、インスリン抵抗性とも呼ばれています。

そして、過去に比べて飛躍的に糖尿病患者、糖尿病予備軍の数が増えた理由は、このインスリンレセプターの感受性が鈍ったことに原因があるといわれています。インスリンレセプターの感受性が鈍ると、細胞は充分にブドウ糖を取り込むことができません。すると体の機能は、それはインスリンが必要なだけ製造されていないからだと考えます。そして、すい臓にもっとたくさんインスリンを作るように指令を出します。

指令を受けたすい臓は、以前にも増して多くのインスリンを作るように努力します。つまり、たくさん働くわけです。どんな臓器でもそうであるように（アルコールの飲み過ぎが肝臓の働き過ぎを招き、一定の限界を超えると肝硬変になるように）、働き過ぎはすい臓の疲労を早めて、やがてインスリン製造能力そのものが落ちてきます。このあたりから、そろそろ糖尿病の危険が高まるのです。

現代西洋医学では、ここで薬を投与します。

糖尿病は薬では治らない

薬には、主に五つの種類があります。一つはすい臓を刺激して、さらにインスリンの分泌量を増やす薬です（ＳＵ剤・スルフォニル尿素薬と呼ばれます）。しばらくは効果がありますが、原因が感受性の不良にある場合、すい臓をさらに働かせることだけでは、解決になりません。むしろ、すい臓の疲労を早めるとも考えられます。また、原因がインスリンレセプターの感受性低下である場合、もうひとつの問題も出てきます。血液中のインスリンは食欲を増進するように作用しますから、ＳＵ剤でインスリンが増えると食欲が増し、肥満増強などの副作用があるとされています。

二つ目の薬は、腸での糖質分解を阻害し、糖質が血液中に吸収されるのを抑える薬です（食後過血糖改善剤・αグルコシダーゼ阻害剤と呼ばれます）。必ず食前に服用します。副作用としては、腸内の糖質が分解不足となり、腹部膨慢感、おなら、便秘、下痢、嘔吐、肝臓障害も起こりうるとされています。

三つ目の薬は肝臓に作用して、肝臓に蓄えられているグルコース（糖分）などの放出を抑える薬です（ビグアナイド剤と呼ばれます）。すい臓刺激のＳＵ剤の効果が不充分の時に併用されることが多いとされています。高齢者や腎機能障害者、心機能障害を持っていると重大な副作用（乳酸アシドーシス）を引き起こす可能性があります。

四つ目の薬は、近年使われるようになったインスリン抵抗性改善薬です。つまり、先ほど述べたインスリンレセプターの感受性を薬で無理やり押し上げるのです。空腹時血中インスリン値の高い患者に有効率が高いとされています。副作用としてとくに肝臓障害が指摘され、定期的な肝機能チェックが必要とされています。そのほか、吐き気、体重増加、心不全などの副作用もあるとされています。

五つ目の薬も最近開発された薬で、即効型インスリン分泌促進剤と呼ばれます。SU剤と同じようにすい臓に働きかけ、インスリンの分泌を促進する薬ですが、薬を飲むとすぐに作用が現われ、作用時間が短いという特徴があります。食事を始める直前、10分以内に服用するとされています。SU剤にくらべて、低血糖の副作用は少ないとされていますが、やはりすい臓に負担をかけることは間違いありません。新しい薬ですので、未知の副作用の心配もあります。

これらの薬を、多くの場合、単独ではなく複合的に処方して用います。しかし、薬の服用が長期にわたると、さまざまな臓器や細胞に負担をかける結果となりますから、副作用の危険性も増してきます。低血糖になる危険性は日常的に起こりえます。肝臓や腎臓などに障害が現われると、次にはそちらの治療も必要になります。

現在、「軽い薬ですよ」などといわれて薬を処方されている人は、この五種類のうちのどの薬を処方されているのかを医師に聞くことは大事なことだと思われます。それにより、解決法も考えやすくなります。

しかし、なぜそのように、薬を使ってまで血糖値を下げるのかというと、糖尿病はそれ自体では死ぬことはありませんが、合併症が怖いのです。糖尿病の合併症には腎症、網膜症、動脈硬化症、高血圧症、神経症などさまざまあり、血糖値の高い状態が続くと血管にも障害が出て、やがて血管がボロボロになることから、心臓障害、心筋梗塞や脳梗塞など突然死のリスクも高まるのです。

血糖値が常に高いままでは危険なので、無理して薬で下げるのです。しかし、それでは根本的な解決にはなりません。薬で抑えていても、生活習慣を変えるなりして根本の原因を取り除かないと、すい臓の疲労は徐々に進行していきます。やがて薬が効かなくなり、つまりすい臓がほとんど働かなくなり、インスリン製造能力がかなり落ちたと考えられて、インスリン注射という処方がなされます。

インスリン注射というのは、ご存知のように外からインスリンを入れる方法です。すい臓がインスリンを作らなくなったので、外から入れるわけです。インスリン注射をひとたび始めたら、もう止めることはできないと考えられています。それは、外からインスリンを入れることで、すい臓は徐々に、やがて完全にインスリンの製造を止めてしまうからです。

このように、糖尿病はいったん発症すると時間の差はあれ、決して元に戻ることはおろか治ることのない、一方通行で完治の望みのない不治の病といわれています。でも、本当にそうなのでしょうか？

食品交換表で糖尿病は治るのか？

西洋医学でも、糖尿病の進行を遅らせるため、あるいは場合によっては治すために、薬の投与と平行して、生活改善の指導も行なわれています。生活改善の主な内容は食事指導と運動です。

運動は、エネルギーを消費するために必要なのです。エネルギーが消費されないと、細胞は新たなエネルギーの燃料を必要としません。ですから、ブドウ糖を取り込みません。あまったブドウ糖はグリコーゲン、そして脂肪として体に蓄積されます。脂肪は、いざというときの体の燃料なのですが、その脂肪が消費される間もなく、次々に栄養がやってきて、しかも体を使わないとますます脂肪は溜まります。

しかしそれにも一定の限界がありますから、血液中に糖分、さらには脂肪がだぶつく現象が起きるわけです。

生活指導のもうひとつのポイントは、食事指導、いわゆるカロリー制限です。すでに脂肪がだぶつき気味の人は、運動してもなかなか脂肪を消費しきれませんし、運動量が不足気味の場合はなおさら、摂取カロリーを低く抑えることで、余分なブドウ糖のだぶつきを抑えようと考えます。

そこで登場するのが、「食品交換表」です。症状によって1日の食事量を何カロリーまでにと制限し、その制限内での食事を指導するのですが、食品交換表には、どんな食品には、何カロリー含まれていますと書かれているので便利なのです。

しかも、主食の糖質、副食のタンパク質、脂質などの栄養素を万遍なく取れるように、ご飯、パン、うどん、あるいは、豚肉、鶏肉、牛肉と、それぞれの食品を変えても量を調節することで、摂取カロリーは変わらない仕組みになっています。とくに、糖尿病ですと診断された人には、食品交換表は「食事のバイブル」とさえいわれて渡される場合が多いようです。まず食品交換表と、計量カップ、計量ハカリを揃えることから食事制限を始めましょうなどといわれたりします。

でも、本当にそれで治るのでしょうか。運動は当然必要ですが、問題は食品交換表です。何が問題かといいますと、現代型の糖尿病はカロリーの過剰も問題なのですが、同時に深刻なのが栄養不足なのです。

カロリーが過剰でどうして栄養不足かといいますと、現代の食べ物の中に、とくに加工食品の中には、栄養素を代謝するために必要なビタミンやミネラル類が充分に含まれていない場合が多いのです。

体は、糖質、脂質、タンパク質の3大栄養素だけでできているわけではありません。それを代謝するために、多くのビタミンやミネラルを必要としています。また、インスリンをはじめとするホルモンの体内合成や、不必要なものの分解にも多くのビタミンやミネラル類を必要とします。

米や麦は精白するほど、胚芽部分に多く含まれているビタミン、ミネラル類を失います。米は完全に精白すると、ほぼカロリーだけの食品に近くなるほどです。麦の場合も同じです。現代の食品はそのようなものが多く、さらに冷凍したり、油で揚げたり、炒めたりの手軽な料理法も有用なビタミン類を失わせます。食品交換表に基づいた参考料理集には、揚げ物、炒め物、精製穀物、油を多く使った食品なども多く見受けられます。つまり、カロリーの辻褄さえ合えば、中身は大して問題ではないようなのです。カロリー制限も必要でしょうが、有用なビタミン・ミネラル類の効果的な摂取法について考えられていない食事指導は問題が多いのです。また、すい臓は脂肪分解のための消化酵素リパーゼを作り、放出する役割を担ってもいますから、油の多い食事はすい臓自体の負担を高めるのではないでしょうか。

これらは、いってみれば3大栄養素とカロリー中心主義の古い栄養学に基づいています。何が何でも糖質、脂質、タンパク質の3大栄養素を毎食取らないといけないと考えているのです。それは、食料不足で栄養失調気味であった戦後、そのころに外国からやって来た栄養学から変わっていないのです。しかし戦後の食事の変化が、急速に糖尿病をはじめとする生活習慣病を増やしているのも事実なのです。何かが間違っているのではないでしょうか？

現在では、ある種のビタミンやミネラルの不足が代謝バランスを崩し、あるいは正常な酵素反応を行なえなくすることから、細胞膜のインスリンレセプターの感受性を下げるということは世界的な学説になりつつあります。糖尿病を治すために必要なのは、カロリーを極力低く抑えながら、なおかつ、充分に、効果的に必要なビタミンやミネラル類を補う食事法なのです。

糖尿病は薬ではなく、よい食事と運動で治る

糖尿病は不治の病といわれていますが、実際には西洋医学で糖尿病を宣告されても、それを克服して完治している人は大勢います。決して不治の病ではないのです。しかも、「○○が糖尿病に効く」などという、健康食品に頼ったわけでもありません。治療の方法は、生活習慣の改善、とくに食事と運動、これにつきます。

本書では、自分で糖尿病を治すための方法として、二つの情報を提供したいと考えています。一つは、実際に糖尿病患者を数多く治してこられた自然療法に基づく医院の考え方と、実践の方法です。

そしてもうひとつは、糖尿病に必要とされるビタミンやミネラル類の情報です。糖尿病対策として、ある種のビタミンやミネラルの必要性は世界的にも認められています。なかには、糖尿病の予防あるいは治療のためにと、よく売れているビタミンやミネラルのサプ

リメント（栄養補助剤）もありますが、本書では、必ずしもビタミン剤も推奨しません。

それは、ビタミンやミネラル類は複合的に、相互に関連しあって働く場合が多く、何か1種類のビタミンだけをビタミン剤として多く取ると、思わぬ副作用が出る場合も考えられるからです。とくに微量ミネラル類、脂溶性のビタミン類にその傾向があります。生活上、仕事上、どうしてもサプリメントが必要な場合もあるかもしれませんが、その場合も慎重に、よく知識を持って取る必要があります。基本的には自然の食品で取るほうがよいと考えます。それは、ビタミン、ミネラルについてすべてがわかっているわけでなく、まだまだわからないことも多くあるからです。

本書が、全国で数百万人といわれる糖尿病患者のみなさんの、病気克服の一助になれば幸いです。実際の治癒例、具体的な方法、そして世界的にも認められているビタミン・ミネラルの効果についての情報をお伝えすることが目的です。本書を読むことで、旧来の不治の病といわれた糖尿病に関する考えが一変し、自分で治すための知識を得て、治すことへの第一歩を踏み出していただけたらと思います。

第1章「糖尿病といわれたらどうしますか?」

自然療法の実践1　渡辺医院院長・渡辺正

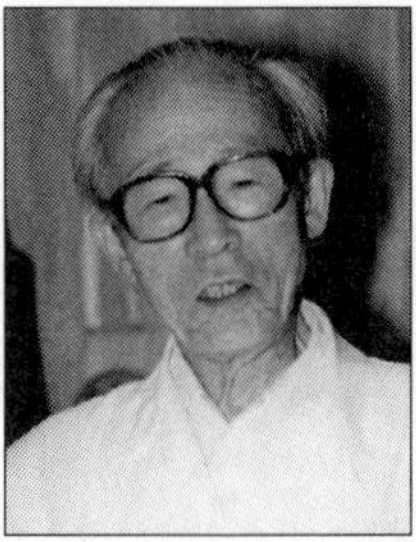

▼渡辺正（わたなべ・しょう）プロフィール

１９２３年山梨県生まれ。１９４５年北海道大学医学部卒業。医学博士。対症療法に過ぎない現代医学を看破した西医学健康法（※）と出合い、自らの実践を通して確かめたあと、山形で医院を開業。その後、西医学健康法の創始者、西勝造氏の勧めもあり、東京で開業する。早くから薬に頼らない自然治癒力に注目した医療活動を実践してきた。食と運動療法を中心にして、がん、糖尿病、心臓病、腎臓病ほか数々の難病治療に成果を上げる。近年では、韓国や中国からの講演依頼、医療指導依頼も数多く、現地語に翻訳された著書は大きな反響を呼んでいる。現在、渡辺医院（東京都・中野区）院長、西医学研究所所長。著書に『医薬に頼らない健康法』（農文協）、『朝食有害説』（情報センター出版局）、『現代病は西医学で治る』（現代書林）ほか多数。

※渡辺医院の住所・連絡先は巻末Ｐ１９０を参照。

※西医学健康法とは、故・西勝造氏が１９２７年に発表した健康法。創始者の西勝造氏は、神奈川県生まれ。元気な子供だったが13歳の頃より原因不明の下痢と微熱が続き、医師の治療にも一

向によくならない。両親は数々の名医に見せるが、やがて西洋医学からも東洋医学からも見放されてしまう。そこで16歳の時「このまま死んでたまるか、自分の体は自分で治してみせる」と一大決意し、古今東西の本を読み漁り、そこに紹介された数百種類もの健康法を手当たり次第に実行したが、必ず1週間から数カ月すると副作用が現われ治らない。これは一体どうしたことか。そこで、「医師のいっていることとは反対のことをやってみよう」と決意し、下痢をしているときによくないといわれる生水をチビリ、チビリと飲むと、不思議と快癒した。この経験からさらに健康法を深め、より多くの文献にあたって研究し、自身でも実証を積み重ねてさまざまに研究したあと、ついに44歳の時、その集大成である「西式健康法」を発表する。以来爆発的な人気を得て全国各地で講演を重ね、その食事、運動、入浴などを中心にした健康法は、現在も幅広い人気と信頼を獲得している。

「西医学」を実践して、糖尿病を治すための三つの方法について

我々の渡辺医院では西医学を実践して、これまでに多くの成果を上げています。治癒例もたくさんあります。糖尿病は治ります。それも、比較的簡単に治るのです。糖尿病については、分析するといろいろな要素があり、それについてさまざまの意見を述べる先生方

もいらっしゃいます。しかしそれで、患者さんがむやみに混乱しているというところもあるのです。

実際のところ、簡単にいうと糖尿病というのは、これは栄養過剰の病気です。栄養の取り過ぎなのです。ですから、そこのところを改善していけば、糖尿病というのは自然に治っていきます。じつはそれほど難しい病気ではありません。治るのです。

では、具体的に栄養の過剰を改善して、糖尿病を治していくにはどうすればよいか。我々のところでは以下の3点を実行しています。薬物療法を行なう前に、このような方法をしっかり行なえば、まず糖尿病は治ると考えてよいでしょう。

一つ目は、栄養の過剰を抑えるために朝食を取らないことです。朝食を取らずに、昼夜の1日2食にします。さらに、食べる量は腹八分目以下にします。これで、取り過ぎのカロリーを抑えます。

次に、そうしたとしても糖尿病というのは、カロリーの制限だけでは治らない。これが今までの栄養学、糖尿病を治すための食事療法で欠けているところです。糖尿病を本当に治すには、カロリーを制限した上で、次に生野菜をたくさん取らないといけない。この生野菜をたくさん食べるということが最大のポイントになります。

最後の三つ目は、糖尿病、そしてその合併症の発症と密接な関係にある血液循環を改善するために、適切な運動療法を行なうということです。主にこの3点に留意することで、糖尿病はきれいに治ってしまいます。次にそれぞれの点について、具体的に説明していきます。

朝食は有害である

糖尿病というのは栄養の取り過ぎ、カロリー過剰の病気なのですから、栄養の取り過ぎを抑えなければならない。そのために、誰でもやりやすくて効果的なのが朝食を抜くことです。

もともと、我々のところで実践している西医学健康法では、朝食を取ること自体を有害だと考えています。肥満、高血圧、心臓病、痛風、そして糖尿病と、昔はあまりなかった病気が蔓延しているのも、現代の食事習慣の内容もさることながら、朝食を取ること自体にも原因があるのです。西式健康法の考案者、西勝造先生はこの考えのヒントをヨーロッパの学者から得ました。ウェーバー博士という人は、次のように述べています。

「昼前は食事を取らぬこと。1日1食か2食で満足すべきである。太陽が中天に達するまでの時間は老廃物を排出するのに適している。朝食を食べれば尿に老廃物が出なくなる」と。

西先生はさらに、フランスのスーリエという人の研究をヒントに実験しました。尿に含まれる毒素が、昼夜2食者の場合を100%とすると、朝夕2食者では66%、朝昼夜の3食者だと75%、午後3時過ぎに1日1食の場合は127%で、つまり、1日1食が一番毒素が体外に排出されることになります。同じ2食でも、昼を抜くより、朝を抜くほうがよいことも実験からわかります。

朝は毒素の排泄の時間なのです。午前中はおもに排泄器官が働く時間で、夜寝ている間は排泄器官も休んでいます。

ところが、この排泄しなければならない時間帯に朝食を取ると、自動的に消化吸収が始まってしまい、毒素や老廃物を充分に排泄できなくなってしまうのです。糖尿病に対して、カロリーの過剰摂取の上からも朝食は有害なのですが、この毒素の排泄が充分に行なえなくなるということも問題です。

これらの機能は、飢餓の歴史が長かった人間の体の生理作用で、食べ物が消化器官に入ってくると、自動的に排泄よりも消化吸収を優先させるのです。その結果、毒素の排泄は充分に行なわれなくなり、たとえ食後に排便しても腸の排泄作用は充分ではなく、宿便を作ってしまいます。血液中にも毒素が残ることになります。

大腸に残った宿便もやがて毒素を発生し、それが血液中に吸収されていきますから、充分な排泄作用を行なわないと二重、三重に血液を汚す元になります。その汚れた血液が体を巡ることが内臓や細胞に悪影響を与え、糖尿病だけでなく、さまざまの生活習慣病の原因になるのです。

朝食は肥満のもと

朝食推奨派の人たちはよく、朝食を食べないと午前中のエネルギーが出ないといいます。いわゆる「朝食ガソリン説」です。しかし、それも間違っています。午前中の活動は、前夜までに食べた食事のエネルギーで充分です。夜は、筋肉も休憩し、脳でのエネルギー消費も少なくなっていますから、前夜の食事のエネルギーは血液中にたっぷりとあり、さらに余分な分はグリコーゲンや脂肪として蓄えられています。

血液中の栄養素が少なくなると、グリコーゲン、次には脂肪がエネルギーとして使われるため、朝食抜きは肥満の予防になります。肥満はインスリンの効きを鈍らせたり、細胞への糖の取り込みを阻害するなど、糖尿病の原因になりますから、とくに糖尿病を治したい人には朝食を抜くことはよい方法なのです。

朝食摂取による能力実験も公正ではない

朝食推進派の人は朝食が必要だというために、朝食を食べたグループと朝食抜きのグループで、午前中の頭の働きを調べる実験を行なったりします。そして、大抵は朝食派のほうが成績優秀で、それが朝食必要説の裏づけになっていたりしますが、これも問題があります。

おそらく実験に参加される方は、平素はほとんど朝食を習慣的に食べている人でしょうから、たまに朝食を抜くと成績が下がるのは当たり前なのです。正しい実験結果を得ようと思ったら、朝食を抜くグループのほうは徐々に朝食を減らして、体を朝食抜きの体質に慣らしておく必要があります。そうすれば、まず問題は出ないでしょう。

胃は消化のために多くの血液を必要とします。朝、慌てて食事をして満員電車に揺られて出勤などすると、筋肉に血液が使われて、胃に充分な血液が確保されません。そのため、食べたものは消化不良となり、老廃物を作る原因になるほか、慢性の胃炎、胃もたれ、胃潰瘍などの原因にもなります。慢性の胃腸病は、朝食を抜くことでほとんど治ってしまいます。

肉体労働をする場合は、どうしても朝食が必要と思いがちですが、そんなこともありません。昔の農村では、朝早く起きて畑などで労働し、それから食事を取るのが普通でした。武士も朝食は取らず、重い鎧カブトをつけて動き回るのに充分の体力を維持していました。朝食を取ることが一般に広まったのは、江戸時代も元禄頃からに過ぎないのです。私がかつて山形県、庄内の農村地帯で開業していた頃にも、朝食抜きの食事指導で胃腸病やリュウマチ、高血圧、肝臓病などを治しました。私自身だけでなく、3人の子供も朝食抜きで育てて、もちろん元気一杯です。

まずは量を減らし、生水を飲む

糖尿病や肥満などを治すために、朝食を取る習慣のある人が朝食を止めるのはよいことなのです。その場合の方法としては、最初は朝食の量を半分にしたり、おかゆにするなどして少しずつ量を減らしていきます。朝食を抜いた最初のうちは、午前中めまいがすることがあるかもしれませんが、これは栄養が足りないためではなく、食べ過ぎの習慣が身に付いた人に見られる一時的な反応です。心配はいりません。大体1週間くらいで慣れて、朝食なしでも平気になります。朝食を抜くだけでもカロリーの取り過ぎをかなり抑えることができ、糖尿病の予防、治療、肥満にも効果があります。

ただし、水分の補給は必要です。それも生水がよいというのが西式健康法です。水は生水こそ健康の元です。水に火を通しますと、酸素が欠乏状態になり、カルシウムなどのミネラルも変化し、生水とは似ても似つかぬものになってしまいます。金魚を飼う場合でも湯冷ましの水を与えたのでは死んでしまいます。盆栽でも湯冷ましの水では枯れてしまいます。きれいな湧き水か、井戸水に越したことはないのですが、浄化した水道水でも構いません。ボトルウォーターの場合も、煮沸消毒されてないタイプのものがよいでしょう。

生水の飲み方は、まず朝起き抜けにコップ1杯から1杯半。昼、夜の食事30分前に1杯。後はチビチビと飲むのがよく、全部で1日に約2リットルほど飲むようにします。

朝食抜きにする場合、段階的に食べる量を減らしていって、1週間ほどで生水だけで済ませるようにするとよいでしょう。最初は空腹感を覚えるでしょうが、3週間ほどすると自然と空腹感も解消されます。

カロリー計算だけでは、糖尿病は治らない

二つ目のポイントである生野菜食について述べますと、カロリー計算だけでは糖尿病は治りません。カロリー計算は予防には必要ですが、いったん糖尿病になってしまうと別の問題が生じてきます。つまり、それまで正常に機能していたすい臓からのインスリン分泌が少なくなるわけですから、すい臓の機能を回復させる必要があるのです。そのために必要な栄養素を補うことが大事であり、そのキーポイントとなるのが生野菜なのです。

実際、生の野菜というものには、非常に奇跡的な力があります。それはなぜかといいますと、植物の細胞が生きているからです。生きた細胞であって初めて、生きた人間の体に有効なのです。それは、「生きた有機体は、生きたもので初めて養われる」という生物学の原則があるからです。

ですから煮た野菜など、細胞が死んでしまったものは細胞を元気にする効果が薄いのです。このあたりのことも、現在の栄養学では考えられていない点です。野菜なら何でもいいというものではないのです。栄養的には火を通すことでビタミンCが減るとか、酵素の活性が失われるということもありますが、細胞そのものが死んでしまうことがいちばんの問題です。

効果バツグンの生野菜のドロドロ汁はこうして作る

生野菜は、もちろんサラダなどにしてバリバリ食べることも効果的です。しかし、サラダにすると毎食それほどの量が食べられないし、病気で体が弱っている場合は、消化吸収に難点がある場合もあります。

そこで我々の医院では、5種類以上の生野菜を特別のジュースマシンですりつぶしてドロドロの汁状にした、生野菜のドロドロ汁を毎食出しています。

糖尿病などの生活習慣病を治すために生野菜を食べようと思ったら、生野菜は一度に5種類以上を同時に取ることがポイントです。すると、それぞれの野菜が、栄養素の足りないところを補い合って、完璧な栄養食となります。

使う野菜は、たとえば、ニンジン、大根、カブのような根菜類、キャベツ、白菜、ほうれん草、小松菜などの葉菜類の両方を使います。根菜類で2～3種類、葉菜類で2～3種類です。トマト、キュウリなどもいいのですが、たとえばトマトは、果物に準じた野菜という位置づけなので、野菜食として取るには根菜類、葉菜類を中心にしたほうがよいでしょう。

それらをドロドロの汁状にして食べます。普通のジューサーと違うところは、普通のジユーサーは水を入れて速い回転で作りますが、この機械は水を入れずに、回転も1分間95回という、非常にゆっくりとした回転で作る点です。そのため、細胞も破壊されず、栄養が丸ごと生きているのです。それを1日に2回取るようにします。

青汁というのもいいのですが、あれは、野菜をミキサーにかけて、それからカスを搾った野菜の汁だけです。ああいう汁だけでは、本当の効果は出にくいのです。それというのも、カスを搾ることで体によい食物繊維などが抜けてしまうからです。繊維以外にも体によい成分がまだカスのほうにたくさん残っています。ですから、本当は搾ってしまわないで全部食べたほうがよいのです。

たとえば、この搾ったカスのほうを犬に与えると、犬は喜んで食べます。そして、もし犬が皮膚病や胃腸病などにかかっていたら、それが治ってしまいます。毛並みもツヤツヤになる、それくらい効果があるのです。

生野菜汁は、せいぜい作ってから2~3時間の内に食べるのがよいでしょう。ジューサーで代用する場合も、カスは食べるほうがよく、医院のマシンと同じような性能を持つ、家庭用の特製小型マシンも販売されています。また、野菜をすり鉢などで磨り潰して飲むのもよいでしょう。

糖尿病を治すには、野菜だけを食べる完全生野菜食にすると早いのですが、そのためには、徐々に食事を完全生野菜食に切り替えていく専門家の指導が必要です。普通に、自分自身で家庭でも行ないやすい方法は、朝食を抜いて、昼、夜の食事も腹八分目の量にして、さらに毎食、5種類以上の生野菜のドロドロ汁を必ず付けることです。そうすると、糖尿病はみるみる治っていきます。

糖尿病治療にはグローミューの再生が欠かせない

次に糖尿病を治すための三つ目のポイント、血液循環を改善するためのグローミュー理論と、運動法について説明します。

糖尿病は栄養過剰の病気ですから、食べ物の総カロリーを抑えなければなりません。しかし、食べ物の質が大事です。カロリー計算だけでなく、抑えたカロリーの中で何を食べるかが重要なのです。卓上の計算だけで、白米、肉、煮た野菜、果物などいつもと変わらない食事内容では駄目です。なぜ駄目かといいますと、それは糖尿病などの生活習慣病を根本的に治すには、毛細血管の血液循環を正しくするために、グローミューという血管を再生しなければ、根本解決にならないからです。

■図1

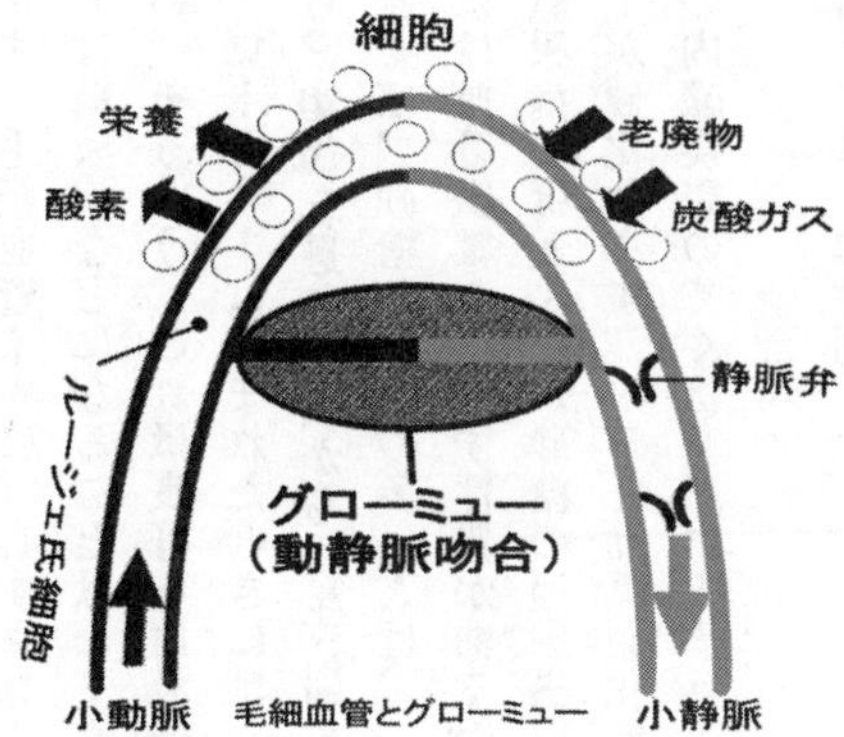

グローミューというのは、動脈と静脈を結ぶバイパスの血管です。まず血液循環について説明すると、血液は心臓から出て、太い血管から徐々に細い血管に流れ、最後に毛細血管から各細胞に栄養と酸素を与えます。そして、各細胞からは逆に、排出された老廃物や炭酸ガスを受け取って、静脈血となって戻り、心臓から肺に行って二酸化炭素を酸素と交換します。そして動脈血となって再び送り出されていきます。この途中で血液中の老廃物は、腎臓から尿として排出されます。このような循環になっています。

その数十億ある毛細血管の一つを取り上げると、上図のようになっています。毛細血管の一番先のほうに行くと、穴があいていて、酸素と栄養が細胞に届けられ、代わりに老廃物と炭酸ガスが入ってきます。

その毛細血管のひとつ手前に、グローミューという、動脈と静脈をつなぐバイパスがあります。毛細血管1本に、必ずグローミューが完備しているのですが、これが完備している人は糖尿病などになることはなく、ガンになることもありません。心臓病になることもない。そういう、これは良好な血液循環のためのキーポイントなのです。

グローミューは生まれたときにはなく、だんだんと形作られ、20代で完成します。それから、30代を過ぎる頃から、生活習慣によっては、またたんだん駄目になっていきます。

たとえば、砂糖の摂取の多い人は、このグローミューが溶けてなくなってしまいます。砂糖には血管繊維を溶かす性質があるからです。すると糖尿病になります。若い人に見られる糖尿病はほとんどが砂糖の過剰摂取です。逆にアルコールの多い人の場合は、グローミューが硬化します。すると動脈硬化症で、出血を起こします。糖尿病、心臓病、腎臓病などの内臓疾患の多くは、グローミューの障害による血液循環の不全が原因なのです。

グローミューの役割

たとえば、熱い風呂から急に冷たい水に入っても大丈夫なのは、グローミューがあるからです。つまり、冷たい水に触れるなどの急激な温度変化があると、皮膚の毛細血管は一気に収縮します。そのとき、心臓から来た血液は流れがストップしてしまい、動けなくなります。血液循環が止まってしまうのです。だからといって逆流すると心臓にショックを与えてしまいます。しかしグローミューが正常であれば、血液がグローミューのバイパスを流れることで、血液循環は滞ることなく、正常な流れを維持することができます。グローミューにはそういう働きがあるのです。

毛細血管が急激に収縮するのは、温度変化だけではありません。ストレスも、毛細血管を収縮させます。あるいは、人間が恐怖に直面すると、瞬間的に顔が真っ青になりますが、それも顔の皮膚の毛細血管が収縮しているのです。その場合も、心臓から来た血液はグローミューを通って、静脈に流れます。ところがグローミューが溶けてしまった人の場合は、その働きがうまくいかないので、血液循環が断続的に滞りがちになる。すると、常に大量の血液による栄養補給を必要としている肝臓、腎臓、心臓、すい臓などの内臓は大きなダメージを受けるのです。

血糖値というのは、インスリンというホルモンがコントロールしているのですが、インスリンはすい臓の中でもランゲルハンス島という、ほんの小さな場所でしか作られていません。そのランゲルハンス島のグローミューが溶けてしまうと、血液循環が悪くなり、ダメージを受けてインスリンが作られなくなるのです。あるいは、動脈硬化が進んでも、インスリンの製造能力は落ちてきます。すると、徐々に血糖値も上がってくるのです。そして血糖値が高い状態が続くと、腎臓や心臓、目など、他の臓器のグローミューをも、だんだんと溶かしてしまうのです。それが、糖尿病の合併症の原因です。

ですから、常にこのグローミューが完備していれば、ランゲルハンス島もよく働き、脳や心臓、腎臓の血液循環も良好なのです。ところが、過食や砂糖の過剰摂取などでこのグローミューが溶けた場合は、それを修理・再生することで元の健康状態に戻しましょうというのが、我々の医療の考え方なのです。

グローミューを再生する

インスリンが出ない、それならインスリンを外から入れましょうというのが西洋医学の考えです。そうではなく、すい臓の機能を根本から改善して、もう一度インスリンを出るようにしましょうというのが、我々の健康医学なのです。その方法がグローミューの修理再生です。

このグローミューというのは、脳にもある、腎臓にもあるというように全身にあるわけですから、これがすい臓で完備するように修理できれば、全身の修理も進むので、危険な糖尿病の合併症なども起こらないし、たとえ合併症にかかっている人でも、合併症もあわせて治すことができます。

では、肝心のグローミューを再生するにはどうすればよいか。グローミューというものが何でできているかといいますと、これは血管ですから、血管の材料でもっとも大切なのは、コラーゲンというタンパク質です。コラーゲンを日本語でいえば膠原質です。血管の材料になるほか、細胞と細胞を結びつけたり、骨の材料としても欠かせない物質です。このコラーゲンは、体の中で生成されるのですが、その材料としてどうしても必要なものがあり、それが生野菜と、生野菜に含まれるビタミンCなのです。

コラーゲンは、ビタミンCがないとできないタンパク質です。生野菜などをしっかり補給すると、良質なコラーゲンができ、皮膚でも血管でもグローミューが再生していくのです。それが生野菜の必要なもうひとつの理由です。

しかし、ならばこのビタミンCを錠剤でも何でもよいから取ればよいかというとそうではなく、合成したビタミンCではなく、天然のビタミンCを取ることが大事になってくるのです。

天然のビタミンCが効果的

そこで、我々の医院では、生野菜に加えて、ビタミンCの多い柿の葉茶をお勧めしています。これを1日に1リットル飲もうといっています。そして、生水も1リットル。朝食は食べずに、1日2食にして、必ず生野菜のドロドロ汁をつけて食べましょうといっています。糖尿病はこれで治ります。高血圧、動脈硬化、高脂血症などもこれで治っていきます。それは、本質は同じ病気だからです。

また、コラーゲンが必要だからといって、外国から来た何々コラーゲンなどというものが宣伝されていますが、効果は期待できないと思います。そういうものは吸収の段階ですぐに分解されてしまうのです。自分の体に必要なコラーゲンは、自分の体内で作らないと駄目なのです。それも、生野菜などから天然の状態で必要な材料を取ることが大事で、生野菜からはビタミンCのほかにも、コラーゲンの材料になる鉄分などのミネラルも自然に摂取できるのです。

ところが、サプリメントなどでビタミンCを取ると、そういうミネラル成分を一緒に取ることができない。また、合成のビタミンCは最終的に体内でシュウ酸に変化して、結石の原因になることもあります。結石体質の人は注意が必要です。

しかしこれを生の野菜、あるいは柿の葉茶、レモンなどで取れば心配ないのです。含まれるビタミンCが全部有効に活用されて、たとえシュウ酸になったものでも、また元のCに帰ってくるのです。

ただ内服薬やインスリンで血糖値だけをコントロールしていると、そういう治療効果は起こりません。それは、ただ抑えているだけで、根本治療ではないからです。ところが、食事療法を徹底してやると、根本から治っていきます。動脈硬化や、心臓、腎臓病さえ治っていくのです。

生野菜食を食べることが基本ですが、もちろん、野菜のほかにご飯も食べるし、魚、海草、豆、少々はお肉を食べてもいいのです。しかし、生野菜は必ずしっかりと充分な量を食べる。これが大事なポイントです。

そうすれば、多少カロリーが多くても少なくても、はっきりいってそれほど問題ではありません。カロリー計算ばかりしている必要はさらさらない。

ただ、白砂糖はいけない。多くの人がカロリーは低く抑えていても、白砂糖をたくさん取って、やられてしまうのです。ジュースなどにも白砂糖は多いので注意が必要です。ご飯は、白米はよくありません。できれば玄米、できなければ5分づき米、あるいは3分づき米。我々の医院では、ご病人の消化吸収を考えて、3分づき米を出しています。野菜は、これがよいという1種類ではなく、5種類以上複合的に使うことが大事です。ニンジンなどの緑黄色野菜も必要です。野菜以外にも海草、とくにヒジキはミネラルが多いので大いに取るのがよいでしょう。

メニューの一例

●渡辺医院のある日の食事（写真1）

昼食：サバの味噌煮（サバ・味噌・ヒネショウガ）、納豆（納豆・ネギ・海苔）、玄米粥（3分つき米）、味噌汁（小松菜・油揚げ）、生野菜ドロドロ汁

夕食：豆腐あんかけ（豆腐・サヤエンドウ・シメジ・ニンジン・長ネギ）、梅おろし和え（梅干・ワカメ・大根おろし・キュウリ）、玄米（3分つき米）、味噌汁（モヤシ・麩）、生野菜ドロドロ汁

■写真1

●昼食

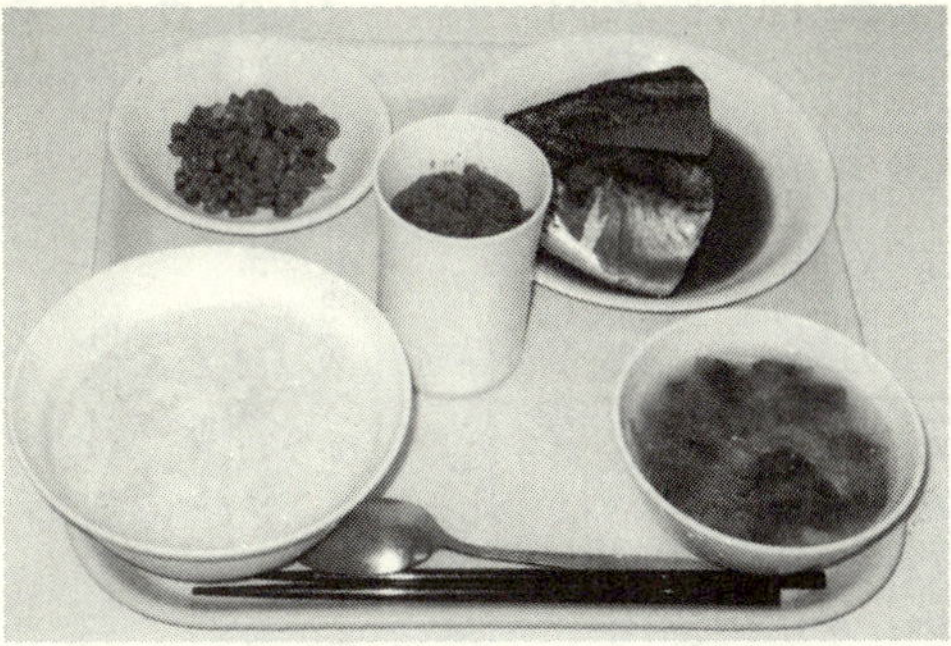

●夕食

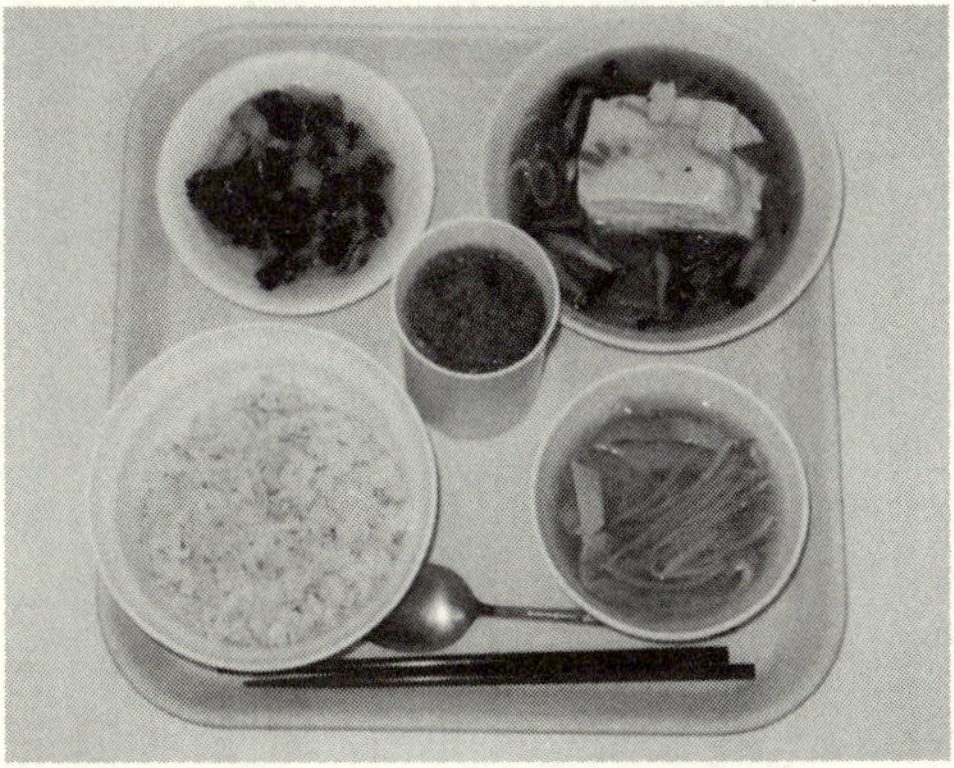

（写真2）
昼食：焼き魚（サンマ・大根おろし・レモン）、小松菜和え（インゲン・小松菜・ゴマ）、玄米小豆粥（3分つき米）、味噌汁（コンニャク・サトイモ・ゴボウ・ニンジン・大根・長ネギ）、生野菜ドロドロ汁
夕食：白身魚のマリネ（白身魚・ニンジン・タマネギ・ピーマン）、ゴマ和え（小松菜・サトイモ・ゴマ）、玄米粥（3分つき米）、味噌汁（大根・大根葉）、生野菜ドロドロ汁

このような食事です。昼食に比べて、夕食のほうが軽めになっています。それは、消化の関係です。夜は内臓に負担をかけないためにも、軽めの消化のよいものにします。肉や魚もつけますが、その量は少ないです。ポイントは、何度もいいますが、生野菜のドロドロ汁をつけることです。これは万能食で、糖尿病にもよい、ガンにもよい、高血圧にも効く。それはなぜかというと、血液全体を浄化する効果があるからです。それがまた、グローミューの再生を早めるのです。

このような野菜汁は、どこの大学病院、国立病院でも出すところはありません。これは、ゆっくりした回転で作るので手間もかかるのです。

■写真2

●昼食

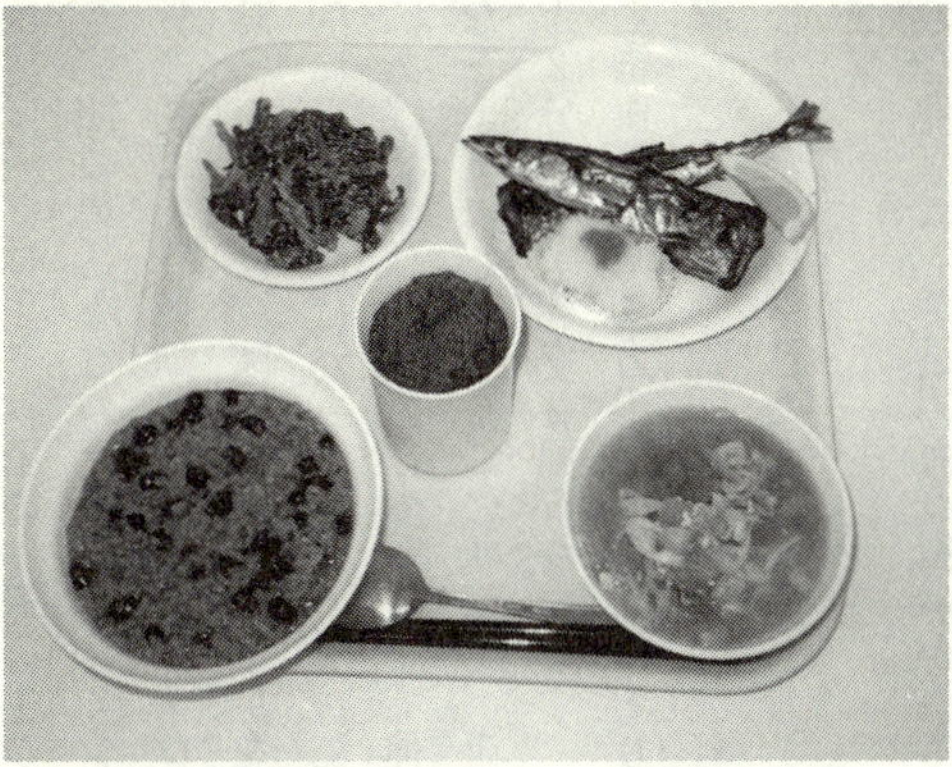

●夕食

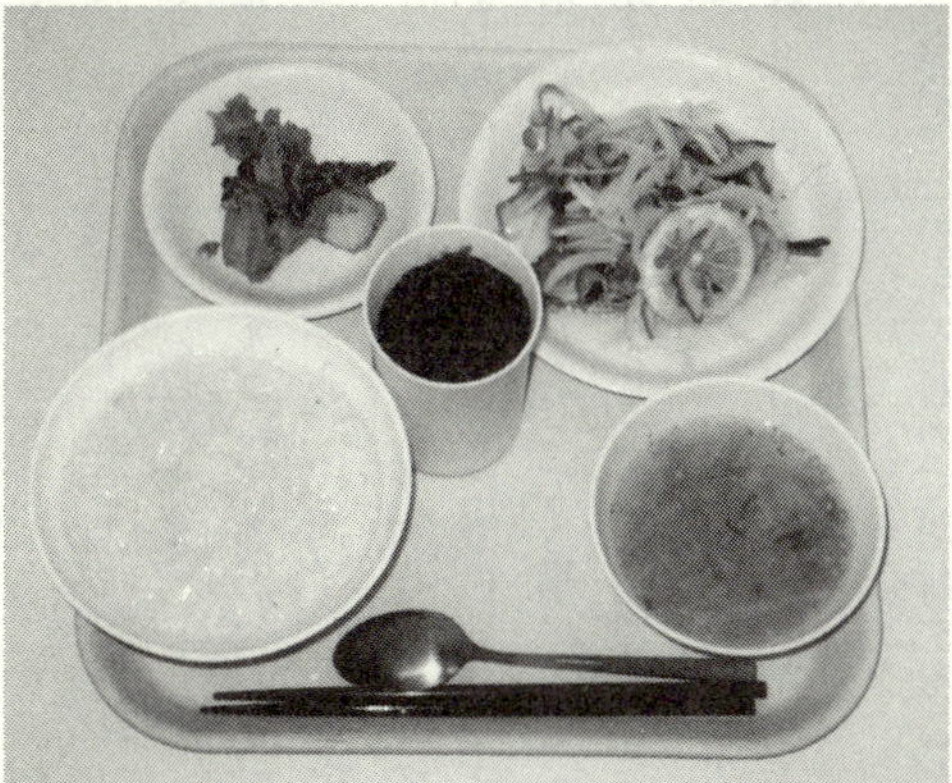

毛管運動

我々の療法は、グローミューの修理再生が基本になりますが、その原料になるのが、生野菜であり、柿の葉茶などの天然のビタミンCです。そしてさらに、三つ目のポイントですが、毛管運動という運動を行なうと、グローミューの再生に有効に働きます。

毛管運動というのは、図2のように手足を同時に上にあげてブルブル振るわせる運動です。具体的には仰向けになり、首すじ（ぼんのくぼ）に硬めの枕をあて、両手、両足をまっすぐ上にあげます。手の指は少し離して伸ばし、足先は手前に曲げ、上になった足の裏が平行になるようにします。この状態で、手と足を同時に、震えるように微振動させます。1回に1～2分間を、朝夕2回行ないます。就寝前、起き抜けに行なっても構いません。

人間の毛細血管は7割方手足の筋肉にありますから、それを活用して血液循環を促進すると、内臓など、ほかの臓器にも血液の流れが活発になっていくのです。そのとき、生野菜を充分に食べた浄化された血液が流れると、これはグローミュー再生のたいへんな手助けになります。

糖尿病の合併症に、手足の血液循環が悪くなり、ついには指先が腐って切断することもある「壊疽」という合併症がありますが、そういうものも治っていきます。

壊疽は医学的には閉塞性動脈硬化症といいます。合併症でかなり症状もひどく、ほかの総合病院で両足切断といわれた方が、ここに来て、1カ月半から2カ月で治ったという例もあります。入院治療が1カ月半でした。

それから古い話ですが、三十数年前に、左卜全とエノケン（榎本健一）という有名な喜劇役者がいました。そして、2人とも糖尿病から壊疽になったことがあります。そのとき、エノケンさんは某大学病院で足の切断手術をしたのですが、その後亡くなってしまった。

■図2 毛管運動

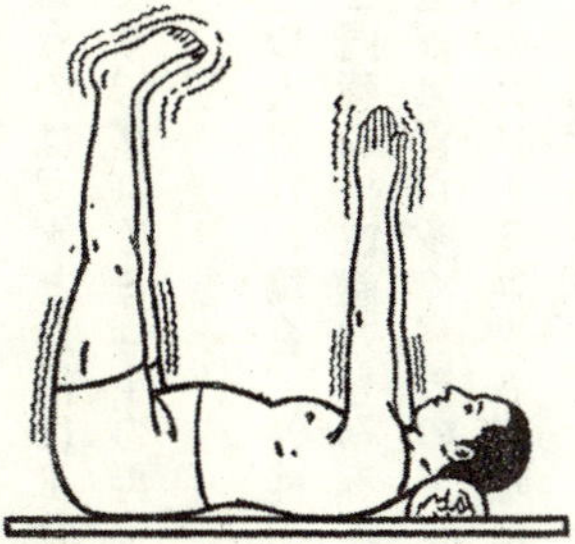

一方、左卜全さんは私のところに来たのです。そして卜全さんは、「私は手術したくないから、何とか先生の西式健康法で治してくれ」というのです。足を見ると、足指先がかなり腐っているような状態でした。それでも、生野菜を食べる、柿の葉茶を飲む、毛管運動をやる、加えて糖尿病によい温冷浴を行なうことで、きれいに治ってしまったのです。そういう例もあります。

糖尿病に効く温冷浴

温冷浴というのは、水とお湯に1分おきに交互に入浴する方法です。そうすると血液循環が活発になり、グローミューの再生も早く進むのです。それで、糖尿病の治りも早くなります。

糖尿病が進むと男性の場合、性能力も駄目になりますが、これらの方法を行なうと、糖尿病が治ると同時に、性能力もみるみる回復します。

陰茎にも毛細血管が多く、そのグローミューはもっとも先に駄目になるのですが、同じ方法で、陰茎のグローミューも同時に再生するのです。副作用の多いバイアグラなどを使わなくても、これで治ります。

温冷浴というのは、摂氏14℃～20℃くらいの水浴と、42℃くらいの温浴を1分ずつ交互に入浴する方法です。水浴から始めて、水浴で終わります。水浴、温浴、水浴、温浴、水浴……というふうに繰り返し、合計7回または9回行ないます。

水浴は、最初はずいぶんと冷たく感じるものですが、慣れるとかえって気持ちのよいものです。風呂場に1分間の砂時計を置き、水浴、温浴のたびごとにひっくり返して使えば、時間を間違えることもありません。水浴用の簡易風呂桶も売られていますが、水浴をシャワーで代用することも可能です。シャワーで代用する場合は、足から始めて腰、腹、肩へと、下から徐々に上に、水をかけていくようにします。

温冷浴は新陳代謝をよくし、血液やリンパ液の流れを改善して、とくに静脈血の還流を促進します。また、皮膚の働きがよくなりますし、毛細血管を縮めたり、広げたりすることで、何よりグローミューの再生効果が高いのです。

皮膚呼吸も大事

そのほか、酸素の流通をよくするということで、皮膚呼吸も大事です。ふつう、呼吸というと口や鼻からする肺呼吸だけを考えがちですが、じつは皮膚呼吸が体の新陳代謝の大きな役割を担っているのです。皮膚呼吸をして酸素を充分補給すると、全身の内臓機能が非常に向上します。そのためには、あまり厚着をせずに、たまに裸になることも有効です。

シュウ酸の害なども、よく皮膚呼吸をすることで分解することができます。皮膚呼吸が阻害されて毒素が溜まることで起こる、もっとも大きな病気はガンです。

そのほかの注意点

インスリンは、それに頼ってしまうとまずいのですが、すでにインスリン療法を行なっている人は、この西式健康法を行ないながら、徐々に使用量を減らしていき、最終的にはやめるようにするとよいのです。

経口薬の場合も同じです。徐々に薬を減らしていきながら、よい食べ物を食べ、運動療法を行ない、体を慣らしつつ、よい方向に切り替えていくといいのです（すでにインスリンや経口薬療法を行なっている場合は、主治医、あるいは自然療法の医師と相談することも必要です。また、入院などして管理の元で薬から離脱すると、より安全です）。

治ると信じて、毎日明るく前向きな心を保つこと。そのような精神的な面も大事です。

食べ物ではとくに、白砂糖は絶対にやめて、サラダやドロドロ汁など生野菜をキチンと取ること。どうしても砂糖を使う場合は、少量の黒砂糖がよいでしょう。

沖縄などに行くと、糖尿病の人でも、黒砂糖のお菓子などを食べています。しかし、大丈夫なのです。

ところが、東京などで白砂糖のお菓子を食べている人はよくない。それはなぜかというと、黒砂糖には、ビタミンB群やカルシウム、鉄分、銅などのビタミン、ミネラルがたくさん含まれています。ところが、白砂糖にはそういうものは一切含まれていません。そこが違うのです。

だからそれを考えても、カロリーだけにとらわれる栄養学はあまり意味がなく、糖尿病を治すためにはあまり役に立たないということがわかります。

また、たくさんの生野菜食というと、漢方系統の人は生野菜を取ると体が冷えるということをよくいいますが、実際は生野菜を食べて体が冷えるということはないのです。体が冷えるのは、生野菜のせいではなく、血液の循環が悪いからです。とくに下半身の血液循環が悪いから、体が冷えるのです。細胞を元気にするためにも、生野菜が必要です。

ただ、生野菜を食べて、冷暖房完備の部屋で、何も運動をしなくて安静にしていれば、これは冷えるということにもなります。人間の健康というのは、食物と、運動が相互に関連しているのです。

糖尿病というのは、つとめて歩行するなどしてカロリーを使う必要もあります。体を動かすことが必要なのです。そして、一方で腹八分目以下で、生野菜をふんだんに使った食事療法を行なう。そうすれば治ります。

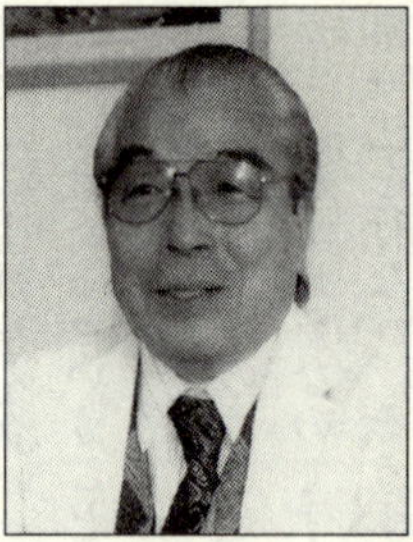

自然療法の実践2

森下自然医学「お茶の水クリニック」院長・森下敬一

▼森下敬一（もりした・けいいち）プロフィール

1950年、東京医科大学卒業後、血液生理学を専攻。1955年、千葉大学医学部より学位授与。血液生理学の研究に基づき、早くから「血液の汚れが万病を作る」と警告、動物性タンパク質を極力取らず、穀物や野菜を多く取るなど、血液浄化を中心に置いた独自の「森下自然医学」理論を提唱する。1966年には衆議院科学技術特別委員会の「ガン問題」学術参考人としても「血液の浄化でガンが治る」と証言。1970年、森下自然医学理論に基づく医院「お茶の水クリニック」（東京都・文京区）を設立。多くの患者の治療にあたり成果を上げる。1975年頃より、コーカサス（グルジア、アルメニア、アゼルバイジャンなど）、中国パーマ、新疆ウイグル、フンザ、南米ビルカバンバなど世界の長寿郷を現地調査する。

現在、国際自然医学会会長。グルジア国際医科大学名誉教授。著書に『クスリをいっさい使わないで病気を治す本』（三笠書房）、『食と病気』（美土里書房）、『ガンは恐くない』（文理書院）ほか多数。

※お茶の水クリニックの住所・連絡先は巻末P190を参照。

あらゆる病気は血液の汚れが関係している

森下自然医学療法では、穀物中心の主食を非常に大事に考えています。これは糖尿病であっても、心臓病であっても、ガンであってもでも同じです。根底にある考え方が同じなのです。つまり、あらゆる病気は血液の汚れが関係しています。病気の大元の原因は血液の汚れなのです。糖尿病というのは、現象としては高血糖と尿糖の状態が続くことで、腎臓、網膜、神経、動脈硬化などの合併症が現われることの多い怖い病気ですが、その内実は、やはり血液の病気、さらにいえば血管と循環器系統の病気なのです。

糖尿病は糖が正常に代謝されていないことに問題があります。なぜ代謝されないかというと、栄養のバランスが狂っているからです。それは、動物性タンパク質中心の現代の食生活が必然的に抱える問題でもあります。動物性タンパク質中心の食生活では、カロリーや脂肪、動物性のタンパク質が過剰になり、どうしても体内で代謝不全が起こるのです。

糖尿病は大きな問題ですが、しかし考え方としては、そのような大きな枠の中で考えないといけないのです。ですから、「血糖値が高いから薬で血糖値だけをコントロールすればよい」というような単純な発想では、何の解決にもならないわけです。

腸の状態を整えバランスを整える

そこで、ではどうすればよいかというと、病気の治療のためには、その逆をやればいい。つまり、血液が汚れて病気になったのですから、治すためには、まず何よりも血液をきれいにすることが大事なのです。

そして、具体的に血液の状態をきれいにするためには、まず腸の状態をよくしなければならないのです。

あらゆる栄養素は腸から吸収されて、肝臓に送られ、体の隅々の細胞まで届けられます。体は、その栄養素を使って新陳代謝を行なっているのですが、その一番最初の、腸から吸収される段階ですでに不具合が起こっているというのが、現代の生活習慣病と呼ばれているもののほとんどの原因です。

そしてその大元の原因は、じつは腸にいく栄養物として、「人間何を食べるべきか」という大命題、つまり食事内容の問題となってきます。

問題点は先ほどもいいましたように、動物性タンパク質中心の食生活なのです。日本人は、欧米人に比べて肉食の習慣が非常に短い。これほど多くの肉類が一般的に食べられるようになったのは、戦後もここ20年ほどの間です。戦後の復興期を通じて食肉の消費が急激に伸びましたが、それに比例して、糖尿病やガンなどによる死亡率もまた急速に上昇しました。

明治時代まで肉類をほとんど食べなかった日本人は、肉類をうまく消化するシステムが生理的に組み上がっていないのです。遺伝的に消化酵素などが発達していないのかもしれません。経済だけが急速に発展したので、肉の消費が伸びましたが、体のシステムはついていっていないのです。

それでどうなるかといいますと、消化しきれない動物性タンパク質は、腸の中で腐敗して、数々の毒素を発生させるようになります。これが一番の問題です。その毒素の一部は腸管から吸収されて、肝臓に行きますが、肝臓もすでにオーバーワークとなり、疲れが出てくると、それらを充分に解毒できなくなります。その毒素が垂れ流し的に血液の中に流れ出し、各細胞に届けられるのです。すべての病気はそこから始まります。

糖尿病は細胞がエネルギーである糖分を受け取らないために高血糖の状態が続く病気ですが、なぜ細胞が糖分を受け取らないかが問題です。それは恐らく血液中に毒素が多いために、細胞の働きが弱まり、受け取りを拒否しているとも考えられるのです。

ガンなども血液中の毒素が引き起こす病気です。ガンは一つの細胞や臓器組織の突然変異による病気ではなく、血液の汚れが招いた全身病なのです。全身の血液が汚れていると、すべての細胞や臓器組織はダメージを受けますが、とくに遺伝的に生理機能の弱い部分にガンとして発症するのです。そのことを考えないと、糖尿病もガンも治らない病気、不治の病となってしまいます。

糖尿病は比較的簡単に治る

糖尿病は比較的簡単に治ります。どうすればいいかというと、病気になる条件の逆をやればいいわけです。つまり、前記したように血液の汚れによりすべての病気が始まるわけですから、まずは血液をきれいにする必要があり、その元である腸をきれいにすることです。腸というのは、いってみれば植物の根のようなものです。構造上も根に非常に近い存在で、そこからすべての栄養素を吸収しているわけです。まず一番大事なのは腸に食肉の腐敗産物を溜めないこと。そしてもうひとつは、吸収しやすい主に、植物性食品を腸に送り届けることです。

腸管をきれいにする栄養素「食物繊維」

動物性タンパク質は、消化不充分となり、腐敗産物を発生させやすいと先ほど申しましたが、では何が腸管をきれいにするために必要なのかといいますと、ひとつは食物繊維です。イギリスのバーキット博士の有名な研究もありますが、先進各国で深刻な慢性病が増えた背景には、この植物性食物繊維の摂取不足があるのです。

食物繊維というのは、主に野菜や穀物に含まれる消化されない繊維質のことで、胃で消化されませんからそのまま腸に届きます。腸内でも消化されないので、腸管を刺激して、腸のぜん動運動を活発にします。つまり、腸壁を掃除するような役割を持っています。そして、消化されないので腸管を掃除しながら先へ先へと進み、便のカサを増して、便通を促進します。腸内毒素を掃除し、それを便として排出する力を持っているのです。

動物性食品には食物繊維は含まれませんから、便の量が少なくなり、ぜん動運動も刺激されずに便秘の元になります。そして、肉類などは腐敗して数々の毒素が発生するのです。

食物繊維のもうひとつの効能は、コレステロールの再吸収を抑えることです。コレステロールは食べ物から摂取される以外にも、その大部分は肝臓で作られ、細胞膜の材料などとして使われます。余った分はまた肝臓に集められ、脂肪などを消化するために必要な胆汁酸の材料となります。

そして、胆汁酸として放出されたコレステロールは、腸で再吸収されて再びコレステロールとして使われるのです。人類は飢えが当たり前だった歴史が長く、大事なコレステロールは節約してリサイクルするシステムができているのです。ところが、現代の過食の時代においては、その再吸収システムが、コレステロール過剰などを生み出す原因のひとつになっています。

食物繊維は、そのコレステロールの再吸収を抑える働きがあります。そのため、コレステロール沈着による動脈硬化を防ぎ、血管を再生することにも役立つのです。また、中性脂肪の吸収なども阻害するため、肥満の防止にも効果的に働きます。

腸内環境を善玉菌優勢にすると、免疫力がアップする

そして食物繊維は、腸内環境を整えることにも有効に作用します。食物繊維は人の消化酵素では消化されないので、そのまま腸に届きますが、そこでビフィズス菌や乳酸菌などの善玉菌のエサとなって分解されます。そしてビフィズス菌など善玉菌が繁殖するのです。

つまり、食物繊維の多い食事をとると、便秘を解消するだけでなく、腸内細菌の状態を善玉菌優勢にすることができます。そのことからも、腸の状態（腸内環境）を整えること

によい効果があり、逆に便秘がちで、動物性タンパク質の腐敗産物が多いと、ウェルシュ菌、病原性大腸菌などの悪玉菌が増えるようになります。悪玉菌優勢の環境になるのです。

腸内細菌は、ある種のビタミン（ビタミンB12など）を生成するほかにも、免疫力とも密接な関係があると考えられています。善玉菌が増えると、腸内からよい栄養素とビタミンなどが吸収されるほかにも、免疫力が上がり、生命力がアップするのです。反対に、悪玉菌が増えて便秘がちになると、腸内に発生した毒素群が吸収されて免疫力が下がり、生命力もダウンします。

そのことは、健康な人と病気の人の血液を顕微鏡で見比べてみてもはっきりとわかります。病気の人の血液中には不純物が多く、赤血球の状態も、白血球の状態も思わしくありません。

すべての慢性病、生活習慣病の原因はそこにあるといっても過言ではありません。腸内から毒素が吸収されることが問題なのです。

腸をきれいにしたら、次によい栄養素を入れていく

さて、では食物繊維の多い食事だけでいいかというと、そこにもうひとつ付け加えるべ

きものがあります。それが、よい栄養、生命力を持つ食べ物ということです。繊維の多い食事を取って腸内の状態をよくしても、動物性タンパク質中心の食事をしていては何にもなりません。

では、何を食べるのがよいかというと、それが穀物中心の食事なのです。穀物、とくに未精製の穀物には食物繊維も多く、さらに体にとって必要なあらゆる栄養素が一粒に凝縮されて詰まっています。もちろん、副食として野菜、豆類、海草類、キノコ類、多少の魚介類も取りますが、あくまで中心は穀物です。

穀物というのは、誰でも知っているように植物の種です。それを蒔けば何倍、何十倍にも生長します。その生長に必要なエネルギー、栄養素を内に秘めているのです。精製するとそのエネルギーの一部をそぐことになり、バランスが崩れます。ですから、未精製の穀物は、生命力そのものです。体の機能を維持して、生命力をアップするのに、こんなによい食べ物はないのです。

1日30品目の危険性

よく「1日30品目を食べましょう」というようなことがいわれますが、これは完全に間違っています。人の体は、食べ物を栄養素として吸収するためには、それを消化、分解して、吸収できる形にしなければならないのです。そのために必要なものが、消化酵素です。デンプン消化酵素のアミラーゼやタンパク質消化酵素のトリプシン、脂肪消化酵素などが働き、食べ物が腸に至るまでの間にそれを消化します。

しかし、それぞれの消化酵素には役割がありますから、ひとつの消化酵素でどれもこれも分解できるというわけではありません。穀物のように、単品であらゆる栄養素を含んでいる食品は、消化の効率がいいのです。また人類が農耕を始めてからの長い歴史もあります。体は穀物消化のシステムを確立しています。

ところが、１日とにかく30品目というような考え方で、一度の食事でいろいろな食べ物を取り過ぎると、体の消化システムが混乱するのです。胃や腸で、それぞれの消化液や消化酵素が効かない食品が出てきて、結局は完全に消化されずに、腸内に腐敗物を溜める原因になります。

人類の歴史が始まってからでも、１日30品目食べるというような歴史はありません。30品目にこだわる人は、それにこだわるあまり、食事に加工食品などを多用することも問題です。それは、体に負担をかけるだけです。

実際に、人は食べ物の消化、吸収ということに膨大なエネルギーを使っており、30品目などという複雑な消化要素は、ただでさえ負担の多い消化器系にさらに莫大な負担をかけることになります。すい臓など、消化に関わる臓器が疲労するのはもちろんです。

もうひとつ、30品目の食事が間違っている点は、栄養というのは食べ物を体に入れればよいのではなくて、無論それが消化されて、吸収されなければいけないのですが、そこでさらに考えなければならないのは、体に役立つためには、それが体の中で再合成されなければならないということです。

栄養は吸収されるだけでは役に立ちません。栄養素を最小の単位に分解して吸収したあとは、体の中で必要なタンパク質を作るなりして、もう一度それを再合成しなければならない。そのとき、何でもいいから30品目というのは、バランスがいいようでじつは悪いのです。

それは、体の再合成に必要なものが何であるのか、まだほとんどわかっていないからです。あちこちから掻き集めてきたてんでバラバラの栄養素をまとめて体に入れても、再合成において体は混乱するだけです。

その点でも、未精製穀物中心の食事は優れています。豊富な栄養があり、そしてそれ自身ひとつの生命体ですから、再合成においても無駄がないと考えられるのです。無駄がないというのは、体の中にゴミを出さないということです。

1日30品目の食事を作ることを考えるとわかりますが、台所にはじつにたくさんのゴミが出る。いろいろ買い集めてくるからスーパーのパックなども増える。外側にゴミが出ているということは、体の内側でもゴミになっているということなのです。

ところが、無農薬・有機栽培などの良質の未精製穀物、野菜中心の食事では、野菜の皮も丸ごと食べますからほとんどゴミは出ない。外側にゴミが出ないということは、体の内側にもゴミが出ないで有効利用されているということです。そういうものなのです。

穀物を複合的に炊き合わせる

ただ、穀物も1種類だけでは改善効果に欠ける面があります。そこで、我々のところでは玄米を主体に、丸ムギ、鳩ムギ、アワ、ヒエ、小豆、黒豆、大麦、ソバなど全部で9種類の穀物や豆類を合わせて炊き込んだものを主食としています。穀物や豆類の場合は、合わせて炊き込んでも消化において混乱することはありません。これらの消化の機構はほとんど同じだからです。再合成においてもそれはいえるでしょう。

我々のクリニックで食事療法を中心として生活習慣病を治していく場合、この穀物中心食が真ん中に据えられますが、個人によって治し方が微妙に違ってくるのです。それは、今までの間違った食生活で、不足しているもの、バランスを崩しているものが人それぞれで違うからです。つまり、偏りが違うのです。それを、9種類の穀物の割合で調節します。

何が足りないかは、毛髪氣能診断で判断します。毛髪には、その人の生命エネルギーが、体と同じようにそのまま含まれています。そこで、毛髪の氣を分析したあと、その人に必要な穀物の割合を導き出すのです。やはり穀物の中心となるのは玄米です。

その穀物中心の主食に、根菜類や葉菜類（生や煮付け）、豆類、海藻類、キノコ類、漬け物（梅干やタクアンなど）、小魚類を副食として加えます。その割合も、病気の種類や毛髪氣能診断によって多少変わってきます。

この本を読んだ方が自分で行なう場合は、まず玄米に適度にアワ、ヒエ、黒豆、ソバなどの雑穀を加え、それをおいしく上手に炊き上げること（圧力釜がよろしい）。副食は動物性タンパク質を避けて、野菜や豆類などの植物性食品に切りかえて、味噌汁、梅干、よい水、そして食物の量を全体に少食にすればよいでしょう。薬物療法を行なう前に、このような食事療法を行なえば、糖尿病は簡単に治ります。

糖尿病が引いてしまうと病気の本体が現われる

実際、糖尿病を治すのはそれほど難しくありません。こういう食事をしていれば血糖値はぐんぐん下がりますから、インスリンや薬などは必要なくなります。未精白穀物は食物繊維も多く、分解がゆっくりなので、食後の血糖値も急激に上昇しません。あわせて脂や油物をほとんど取らない食事なのですい臓の負担が軽くなり、血液の汚れもなくなって徐々に回復していくのです。

糖尿病を治すのは簡単なのですが、先ほどいいましたように、糖尿病はひとつの現象であって、その実態は血液の汚れによる全身の病です。合併症というのは、やはり体の弱い部分に出てきます。したがって、それを治すことに少々時間がかかります。

だいたい我々のクリニックに来る人は、すでに他の病院で散々薬を飲まされていたり、腎臓などの重大な合併症を併発している人が大多数です。そのため、合併症を治すことに少々時間がかかるのです。

食事療法をしばらく続けていると、血糖や尿糖値はきれいにスーッと引いていきますから、糖尿病は去っていくのですが、次に、糖尿病の裏に隠れていた、合併症の本体が現われてきます。

それは、高血圧や腎症や心臓病、網膜症などですが、じつはその原因もひとつなのです。つまり、結局はどれも動脈硬化により、血管がボロボロになっていることが問題なのです。血管がボロボロになって切れやすくなっているから、眼底出血が起こったり、脳梗塞なども起きやすくなります。また、動脈硬化で毛細血管の状態が悪くなっていますから、栄養が隅々まで行き届かず、腎障害や神経障害、足の壊疽なども現われます。

つまり、この血管を治さなければならないのです。そのことに多少時間がかかります。それも、今まで高血糖の状態が続いて、悪い栄養素、毒素しか入ってこなかったから血管がボロボロになっているので、そこを改善して、よい栄養素、必要な栄養素を送り届けることで血管の状態も改善していきます。

薬の飲み過ぎも問題である

もうひとつの問題は、散々薬を飲まされた場合の薬害の問題です。当クリニックに来院される方々は、すでに薬害状態を呈している人が大部分です。とくにガンなどでひどい。

そこから治していくのは、薬害がない場合と比べるとはるかに時間がかかります。

その場合、食事療法だけでは足りないこともあります。当クリニックではその場合、食事療法とあわせて健康食品を使っています。現在、健康食品といわれるものはプロポリスからクロレラ、霊芝などをはじめとして優に5000種類は超えています。その5000種類の中から、当クリニックで使うものはさまざまな調査研究によって、本当に効くもの、実際に効果のある健康食品を50種類ほどに絞り込んであります。

さらに、その人にはどの健康食品が必要かは、先ほどの毛髪氣能診断で測定します。そして、穀物中心の食事療法とあわせて処方することで、糖尿病、ガンをはじめとするあらゆる生活習慣病に対して効果を上げています。

この食事療法を始めることによって、薬害に陥っている状態が格段に改善されていくことはいうまでもありません。

実際の治癒例

では次に、当クリニックでそのような食事療法によって、実際に糖尿病がどのように改善されていくのか、その実例を見てみることにします。

各患者の治療経過

例1：Aさん（37歳）

※症例となる期間（11カ月）

（病歴・治療歴）

当クリニックに来院される約5年前に、健康診断で尿糖が（＋）と出る。化学薬剤による治療なし。

（血液検査から）

来院時には、血糖は397、尿糖が（＋＋）とかなりの重症であったが、食事療法の効果が明らかに現われており、約半年かけて次第に下がり、7カ月以降は正常値の範囲内で安定する。総コレステロールは、わずかに低下していく。中性脂肪も、血糖とほぼ同様の変化を示し、正常値にまで下がる。表にはないが、肝臓と腎臓の数値には、大きな変化は見られない。尿糖がひどく出ていたが、血糖が低下してからは検出されていない。

（考察）

糖尿病治療のモデルともいうべき数値の変化である。約1年間で、血糖、総コレステ

【例1】Aさん（37歳）

経過（カ月）	0	1	2	3	4	5	6	7	8	9	10	11
血糖	397			223		194		114		114		123
総コレステロール	291			263		239		222		180		234
中性脂肪	337			125		105		84		87		149
尿素窒素	13			14		10		13		13		14
GOT	21			22		19		13		18		15
GPT	44			40		35		23		26		24
尿糖	4+			2+		2+		2+				

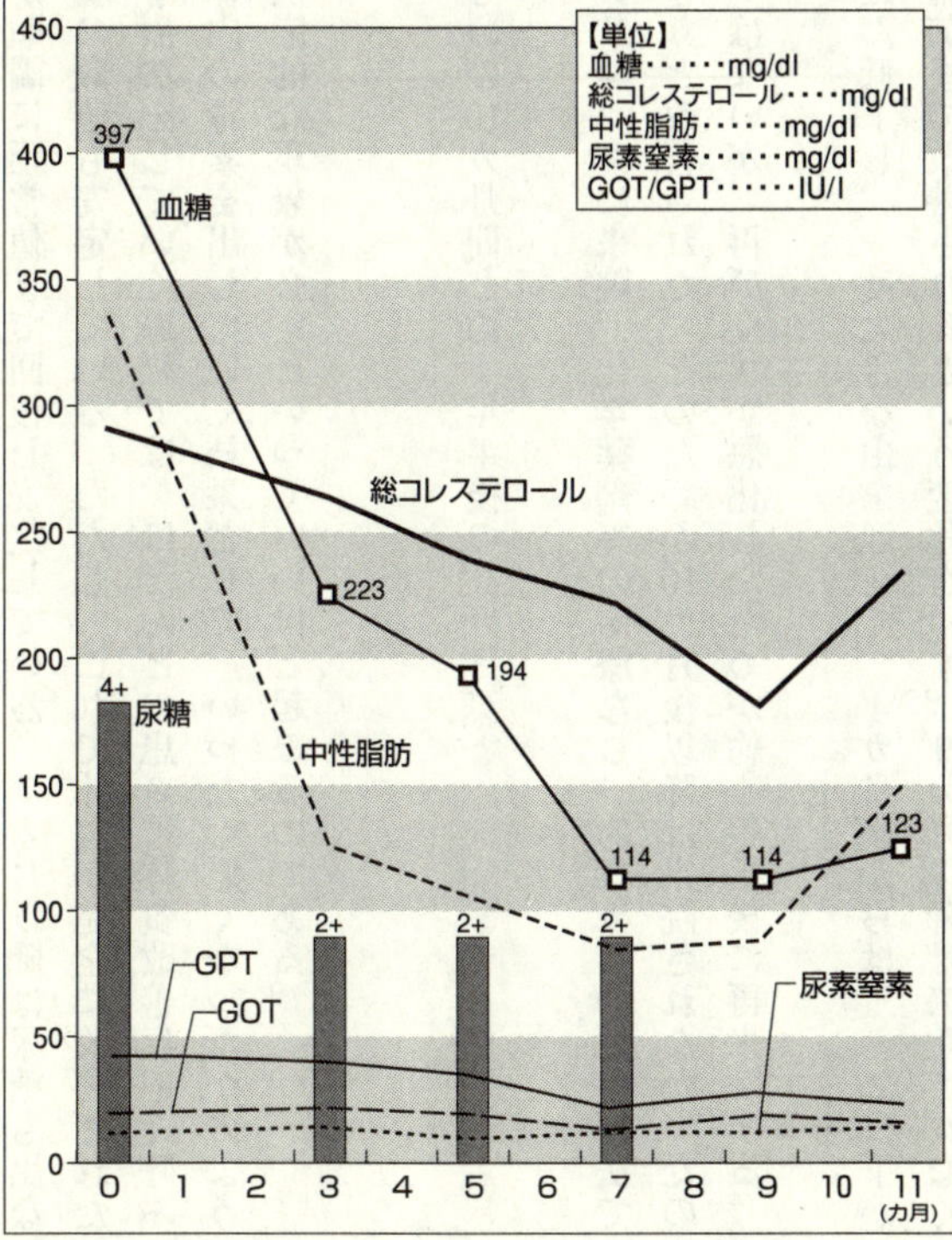

ロール、中性脂肪が順調に正常値まで回復し安定している。7カ月以降は尿糖も出なくなり、肝臓や腎臓の数値も安定している。ただし、これで体質が完全に改善されたわけではなく、食事療法をしていく過程では、ほとんどの患者に体質改善反応と呼ぶべき変化があり、体内の毒素を出していく結果として、いったん悪くなったかのような、一時的な改善反応的な現象が必ずといっていいほど起こるのである。

例2：B子さん（61歳）

※症例となる期間（はじめの10カ月間と約4年半後の6カ月）

（病歴・治療歴）

糖尿病の疑いで当クリニックに来院。**化学薬剤等の治療なし**。約10カ月の食事療法で血糖の数値がはっきりと改善された。そのためか10カ月後以降は来院されなかったので、その後のデータはないが、再び症状が悪化したためか約4年半後に再来院する。

（血液検査から）

血糖は、まずいったん低下し、一度大きな山を迎えて、4カ月後からは、一気に下がり、その後ほぼ正常値まで改善されるという変化を示す。9カ月以降は来院されなく

【例2】B子さん（61歳）

経過（カ月）	0	1	2	3	4	5	6	7	8	9
血糖 (mg/dl)	290			179	264	142	156	126	125	112
総蛋白 (100mg/dl)	80			84	82	82	84	80	80	80
総コレステロール (mg/dl)	260			315	319	307	329	290	274	272
尿酸 (100mg/dl)	39			43	47	40	53	60	50	53
尿糖	4+			1+	4+					

→ 四年半後に再び来院

経過（カ月）	1	2	3	4	5	6
血糖 (mg/dl)	151	87	76			82
総蛋白 (100mg/dl)	80	76	72			73
総コレステロール (mg/dl)	273	227	225			241
尿酸 (100mg/dl)	54	37	39			44
尿糖						

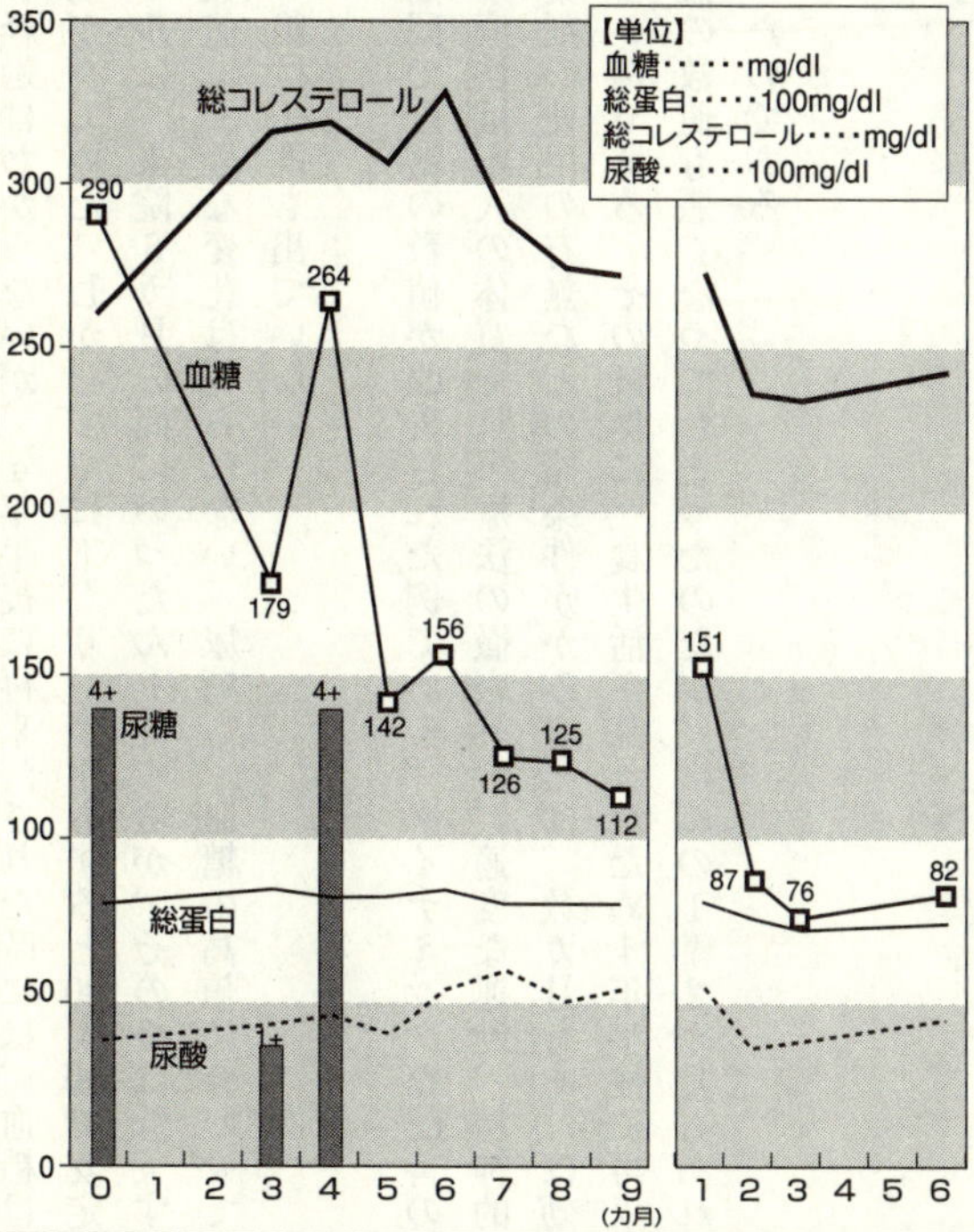

なったため、その後の経過はわからないが、4年半後に再来院された時には、血糖は再び150台にまで上がっていた。しかしすぐに下がり、半年もすると80〜90で安定する。総コレステロールは、来院6カ月の間にいったん上昇するが、その後は低下する。総蛋白と尿酸の数値に大きな変化は見られない。尿糖も、血糖の高値に合わせて強く出ていたが、その後は一度も出ていない。

（考察）

この例は、かなり短期間で血糖の数値が改善された例である。ダイナミックな改善の変化が見られる。食事療法は本人の体質や食事療法の徹底具合、適度な運動、精神的な安定、そして化学薬剤の使用の有無などの諸条件がかみ合えば、数カ月もあれば効果が現われるというよい例である。その証拠に、食生活が乱れたため4年半後に再来院された際には、血液の数値も悪くなってしまったのだが、ほんの1〜2カ月もあれば回復することができたのである。

例3：Cさん（43歳）

※症例となる期間（30カ月）

【例3】Cさん（43歳）

経過（カ月）	0	1	2	3	4	5	6	7	8	9	10	11	12	13	14	15
血糖	418	117	100		96			96			113		87			95
総コレステロール	196	158	142		166			187			253		194			189
中性脂肪	60	95	61		73			105			136		76			123
尿素窒素	11	11	10		11			14			13.7		10.1			9.5
GOT	26	33	35		38			29			39		37			48
GPT	37	38	47		62			36			39		25			33
尿糖	4+		2+		1+			3+					2+			3+

経過（カ月）	16	17	18	19	20	21	22	23	24	25	26	27	28	29	30	
血糖			111				96								109	
総コレステロール			188				192								196	
中性脂肪			56				53								81	
尿素窒素			10.3				14.5								12.3	
GOT			70				43								46	
GPT			90				25								31	
尿糖							2+									

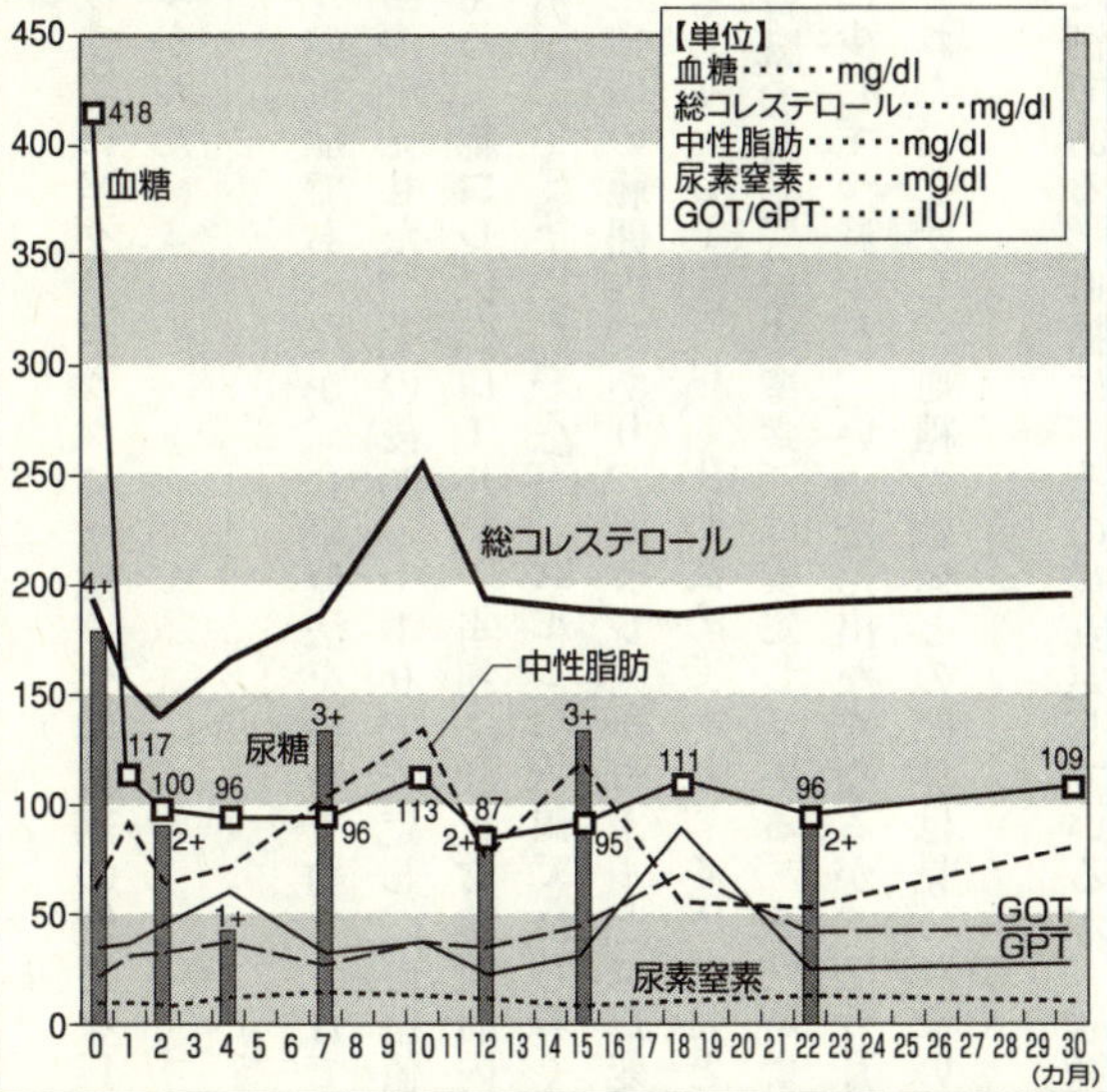

（病歴・治療歴）

病院にて糖尿病と診断され、その後すぐに当クリニックに来院。**化学薬剤の使用なし。**

農業を営んでおり、農薬の使用が多かった。

（血液検査から）

来院時には**血糖**が418と、かなりの重症であったが、食事療法を始めて約1カ月で117まで下がるという、劇的な回復を見せた。その後80～110で安定し、血糖値で見る限り糖尿病が完治したといえる。**総コレステロール**は、当初より正常値範囲内であったが、いったん減少し、その後大きな山を迎えて、安定した数値で落ち着く。**中性脂肪**は安定しないが、これも正常値の範囲内であり、総コレステロールと似た変化が現われている。**肝臓の数値**（GOT・GPT）は、少し高めであり、4カ月目と18カ月目に大きな山が現われる。**腎臓の数値**（尿素窒素）は安定している。来院時より**尿糖**が出ており、6カ月目までに少しずつ減少し、いったん出なくなるが、7カ月目と12、15、22カ月目と時々検出された。しかし、血糖の数値との関係は見られない。

（考察）

血糖の数値が、明らかに改善された例である。血糖は、その後安定しているが、尿糖は依然として高い数値で時折出ており、その他の数値にも所々に山が見られ、血糖が改善されたからといって糖尿病が完治したわけではないということがわかる。肝臓にはかなりの負担がかかっている様子だが、しかし化学薬剤は使用していないらしいので、農薬の影響があるのだろう。

例4：D子さん（71歳）

※症例となる期間（15カ月）

（病歴・治療歴）

当クリニック来院の約2年前に糖尿病と診断される。その後、**化学薬剤を約2年間使用する**。その他の化学薬剤として、目薬・ボケ防止薬（？）を数年間にわたり毎日服用している。来院後、一切の使用を中止した。

（血液検査から）

血糖は、0〜2カ月でいったん減少するが、その後、8カ月まで高い数値を保つ。9カ月目以降に急激に下がり、12カ月後には、ほぼ正常値にまで下がった。**総コレステロール**は、正常値の範囲内での変化が見られるが、血糖が急激に低下した9カ月以降に、逆に上昇するという興味深い変化を示している。中性脂肪は、来院時はかなり高めであるが、血糖とほぼ同様に低下していく。肝臓の数値（GOT・GPT）は、血糖値が急激に低下した12カ月目に大きな山を見せる。腎臓の数値（尿素窒素）は比較的に安定している。この患者も尿糖がかなり出ており、血糖の数値に対応して出ているようである。

（考察）

血糖・尿糖の数値が9カ月になるまで改善されなかった。理由は不明だが、食事療法の徹底がなされなかったか、あるいは、かなりの化学薬剤が入っているためとも考えられる。興味深いのは、9カ月以降に血糖や中性脂肪が下がっていくのと反対に、総コレステロールが上昇している点である。また、肝臓の数値も大きな山を迎えている。コレステロールは食物からだけでなく肝臓で生合成されるので、食事療法の結果、肝臓の機能が改善された、その結果であろう。歓迎すべき変化である。

例5：E子さん（61歳）

※症例となる期間（23カ月）

【例4】D子さん（71歳）

経過（カ月）	0	1	2	3	4	5	6	7	8	9	10	11	12	13	14	15
血糖	194	190	167	180	202	194	207	190	219	177			107			109
総コレステロール	173	130	160	154	145	149	167	168	172	157			196			215
中性脂肪	205	219	215	212	176	198	116	208	158	163			81			117
尿素窒素	18	22	17	10	12	18	18	16	19	15			12			16
GOT	17	17	15	18	14	18	18	21	15	21			46			34
GPT	14	16	12	15	10	14	14	17	14	18			31			30
尿糖	4+		1+	1+		2+	3+	3+	3+	1+						1+

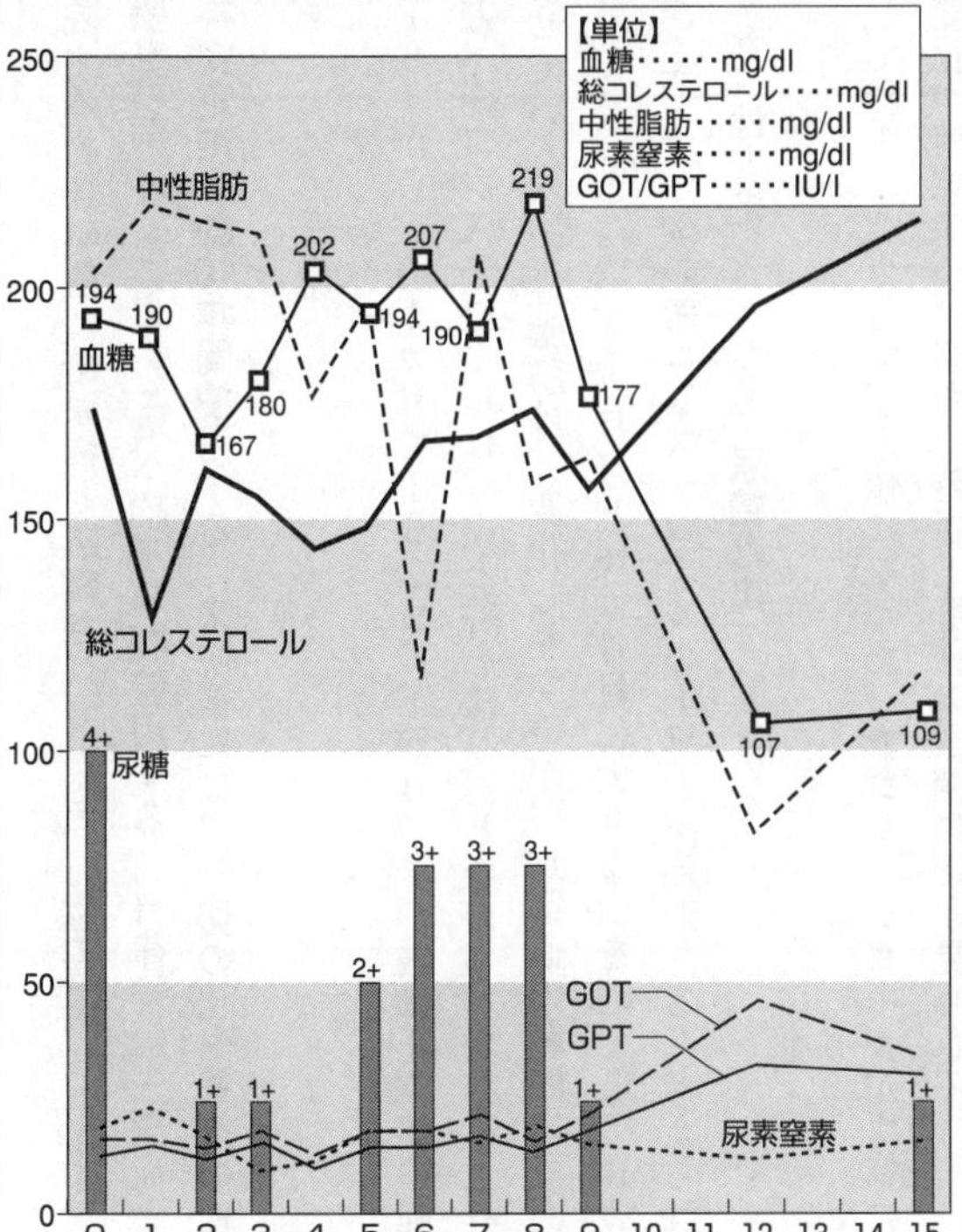

（病歴・治療歴）

当クリニックに来院する約10年前に糖尿病と診断されている。**化学薬剤**（グルミクロンを毎日1錠）と漢方調剤（2種類）を延べ約7年間使用する。自律神経失調症と狭心症を併発し、**精神安定剤も約10年間使用する**。来院後には、一切の化学薬剤の使用を中止する。

（血液検査から）

血糖は、来院時の164から、約1カ月で102まで下がり、その後は正常値の範囲内で安定する。一方、**総コレステロール**は、山と谷を繰り返しながら、次第に上昇するという変化を見せている。**中性脂肪**は、変化しやすいが、正常値の範囲内である。**肝臓の数値**（GOT・GPT）は、4カ月目と16カ月目に大きな山を迎える。16カ月目の山はかなり大きく、その後の総コレステロールの上昇と関係があると考えられる。**腎臓の数値**（尿素窒素）は安定している。**尿糖**は出ていない。

（考察）

血糖は食事療法をして約1～2カ月で正常値になった。総コレステロールが次第に上がっているという変化が興味深い。また、時折、肝臓の数値に山が見られる。

【例5】E子さん(61歳)

経過(カ月)	0	1	2	3	4	5	6	7	8	9	10	11
血糖	164	102	104	98	103	90	91		106		97	
総コレステロール	170	141	181	176	169	153	183		178		159	
中性脂肪	83	67	75	82	128	72	77		93		86	
尿素窒素	14.5	13.3	13.5	12.9	12.5	14.8	13.3		15.1		13.2	
GOT	28	31	27	30	37	27	26		25		29	
GPT	15	15	12	16	25	16	18		12		15	
尿糖												

経過(カ月)	12	13	14	15	16	17	18	19	20	21	22	23
血糖		115			114			121				106
総コレステロール		200			200			241				202
中性脂肪		54			78			102				77
尿素窒素		14.5			21			12.3				10.7
GOT		30			78			32				24
GPT		15			29			24				25
尿糖												

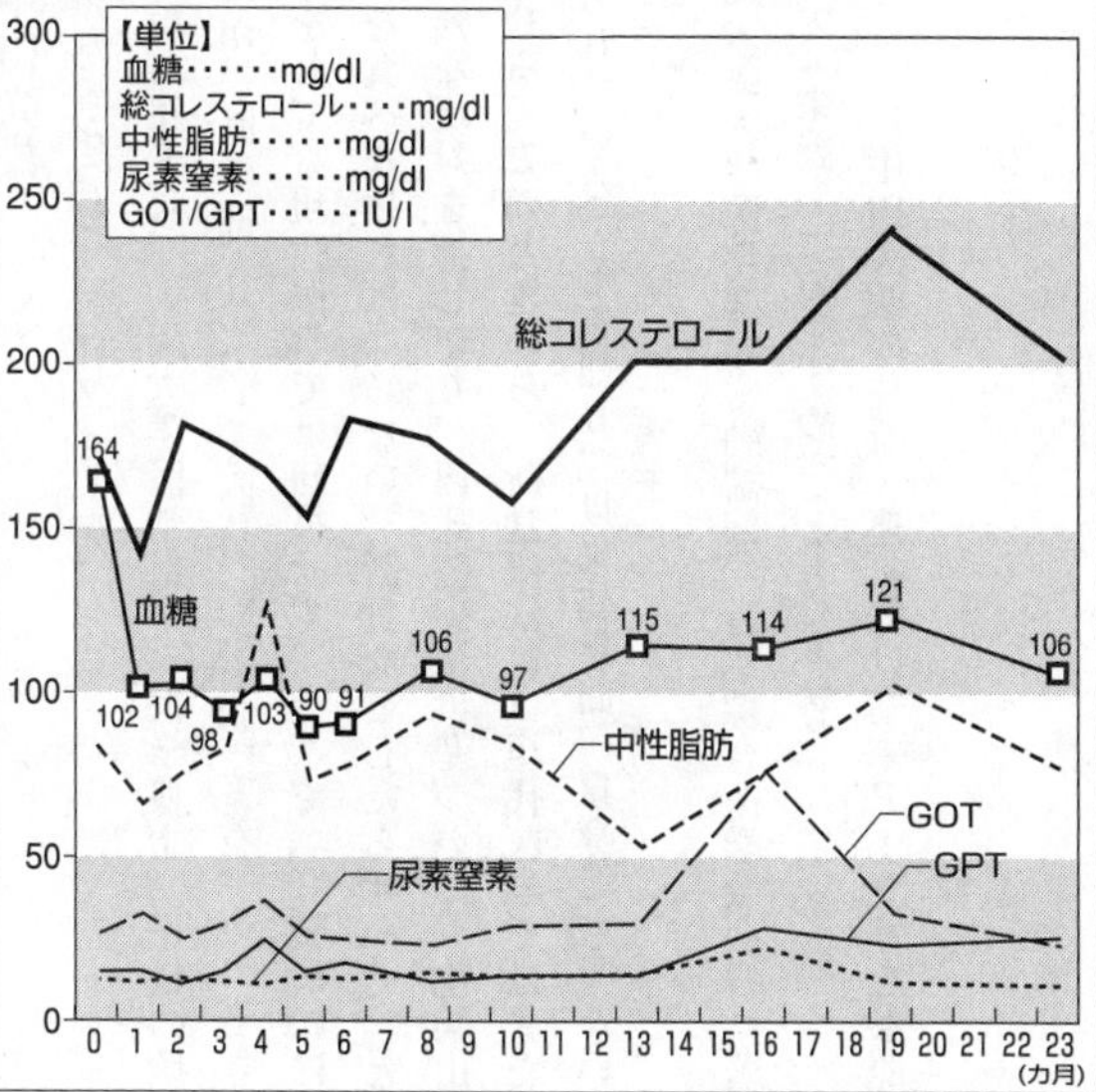

自然療法の実践3　甲田医院院長・甲田光雄

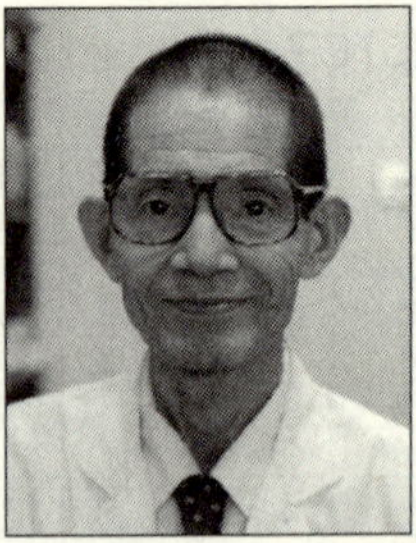

▼甲田光雄（こうだ・みつお）プロフィール

1924年東大阪市生まれ。大阪大学医学部卒。医学博士。子供の頃から病弱だったが、医学部3年のとき肝臓病で入院する。そのとき、いろいろな治療をしても現代医学では回復せず、そこで「肝臓病には栄養のあるものを食べなければならない。断食などしたら死ぬぞ」という主治医の猛烈な反対を押し切り、西式健康法に基づいて、生駒山で11日間の断食をして肝臓病を完全治癒させる。このときから、断食療法には現代医学ではまだ解明されていない「未知の真理」が秘められていることを知り、以来45年間、自身でも行ない、医院でも患者を指導して大きな成果を上げている。

現在、甲田医院（大阪府八尾市）院長。元大阪大学医学部非常勤講師、日本綜合医学会会長。著書に『あなたの少食が世界を救う』『「マイナス栄養学」のすすめ』（ともに春秋社）ほか多数。

※甲田医院の住所・連絡先は巻末P190を参照。

少食療法で糖尿病は簡単に治る

私の甲田医院は、「西医学・西式健康法」（P26参照）に基づいた自然療法を行なっています。糖尿病は不治の病といわれていますが、全然そんなことはありません。実際は簡単に治りますし、現実に何年にもわたってインスリンの注射を打っていた人でも、私のところに来て治った人がいます。もちろん、それからは現在までインスリンの注射もせずに元気いっぱいです。

糖尿病の基本的な原因は栄養の取り過ぎです。それは西洋医学でも同じ考えです。栄養の取り過ぎでインスリンの製造が間に合わない、あるいは、栄養の取り過ぎが長期にわたるために、すい臓が疲労して、インスリンの製造能力そのものが落ちてしまったと考えられています。

ですから、糖尿病を治すためには、まずカロリーの取り過ぎを抑える必要があります。後で詳しく述べますが、西洋医学の食事療法でも、カロリーの取り過ぎに注意をしていますが、その量ではまだまだ多過ぎるのです。ほんとうは人によっては、もっと減らす必要があるのですが、西洋医学ではそれができない。なぜできないかというと、現代栄養学というものが邪魔をしているのです。

現代栄養学では、健康生活、体力を維持するためには3大栄養素を合わせて、ある一定量以上食べなければいけないという先入観があるため、糖尿病患者であっても極端な少食療法を取れないのです。そのために治るものも治らないのです。

しかし実際は、糖尿病になったというのは、それまでの生活で続けてきた飽食が原因なのですから、その蓄積分も含めて、まず最初はかなり思い切って食事の量を減らす必要があります。蓄積分というのは肥満、体内脂肪分です。体に脂肪が付着すると、体内のインスリンの効果が鈍ります。糖尿病がなぜ難病といわれるかというと、それは治らない食事の仕方をしているからです。少食療法をすれば糖尿病は必ず治ります。食べ方を改めると簡単に治るのに、古い栄養学にとらわれているがために治らないのです。

もうひとつ、これも後で詳しく述べますが、現代栄養学では糖質、脂質、タンパク質などの栄養の取り方について、その割合などを考えていますが、何を本当に食べるべきか、その内容にはあまり注意を払っていません。そこが問題です。カロリー計算の辻褄合わせだけでは治らないのです。

我々が行なっている自然療法というのは、食事療法、運動療法が中心になります。しかし、じつはお金がほとんどかからないのです。お金が取れないものだから、そのかわりに製薬会社から、どんどん叩かれるのです。弾圧を受ける。だから本当のことをいうと、お医者さんたちは、このような療法があるということがわかっても、なかなか取り入れないでしょう。それは、このようにして治しても儲からないからです。ここが大きな問題です。

それよりも薬を出したほうが儲かるし、患者さん本人も薬を飲んで安心して、飽食を続けるという選択肢もあるのです。薬でも効かなくなったら、次はインスリン注射です。しかし、元を断たなければ、永久にインスリンを打ち続ける生活をしなければなりません。

しかもその場合、合併症が静かに進行している、あるいは動脈硬化や脳梗塞などのリスクが日に日に高まっているということも知っておく必要があります。我々の方法ではお金はほとんど儲からないけれども、患者さんは幸せになります。多くの西洋医学の場合はその反対です。ですから、どちらを選択するかは皆さんの判断です。

そのあたりのところが大きな問題ですが、将来的には医療費の膨張を抑えるためにも、もっともっと自然療法に目を向ける人が増えてくることは確実です。

糖尿病の危険を自覚する

糖尿病で一番怖いのは、合併症です。糖尿病で死ぬ人はあまり多くありませんが、みなさん合併症で亡くなられるのです。合併症としては網膜症、白内障、腎臓病、そして神経障害や壊疽。これは、動脈硬化により、血液の流れが悪くなる病気です。

誰でも、早めに症状が出れば糖尿病と考えていろいろ対処するのでしょうが、糖尿病も軽いうちは、なかなか症状が出ない。だから、厄介なのです。

血糖値が高めと検査で出ても、症状が出ないものだから本人は、いずれ何とかしようと考え、生活の改善がおろそかになる。そして、そのうち、そのうちといっているうちに、網膜症や動脈硬化、腎臓病などの合併症が内側で静かに進行しているということがあるのです。

私の医院に来る人でも、ある日急に眼底出血がやってきて、いっぺんに何も見えなくなった、テレビも何も見えなくなったという方がおられます。それで本人もショックを受けて、それから真剣に糖尿病と取り組もうというような人が案外多いのです。しかし、先にもいいましたように、糖尿病自体を治すことはそれほど難しくはないのですが、合併症を併発してその症状が出てしまうと、それを治すのは簡単ではなくなるのです。

眼底出血までして視力を失うなどすると、それを回復させるのは容易ではない。ですからもう少し前、それ以前に、解決を図るほんの少しの努力をして欲しいと思うのです。糖尿病は決して西洋医学がいっているように不治の病ではないし、薬やインスリンの注射が必要な病でもないのです。生活の改善で、簡単に治すことができるということをまず知ってほしい。

糖尿病といわれてから、5年も8年も放っておく人が多いのです。そんな人には、何でもっと早くから養生しておかないのかといいたいのです。現代医学では血糖値を計って危険度を察知しますが、我々のほうでは、血糖値も計りますが、もっと簡単にいくつかの兆候を見ることで、糖尿病の進行状態や現在の危険度を知る目安にしています。

糖尿病の症状は、現代医学的には痩せる、喉の渇き、精力の減退、頻尿、出血が止まりにくい、視力低下、下肢のしびれなどがありますが、もっとわかりやすい兆候というのがあります。たとえば、「かみそり負け」です。ひげをそったとき、プツプツとウミが出たりして、かみそりに負ける。それから、首筋に赤い斑点が見える。これが糖尿の兆候です。そして、胸椎の3番をたたくと、いっそう赤くなる。また、蚊に食われた痕がいつまでも赤く残る人は糖尿病体質です。それから、足のしびれ。長崎大学の厨直見先生が行なわれた調査で、30分間正座して糖尿病患者と健康な人とで足のしびれの度合いを測った実験があります。それによると、糖尿病の人は誰もしびれないのですが、健康な人では60%の人がしびれを訴えました。ということは、しびれがないということは、すでに末端の神経に麻痺が進行していると思うべきなのです。このような兆候が出てきたら、検査をしなくても糖尿の危険があると察知して、生活の改善に取り組むべきです。

糖尿病を治すには

そういう症状をキャッチして、自分で対策を立てていくことが必要です。糖尿病で一番問題なのは先ほども述べたように合併症ですが、その元になるのは動脈硬化で、その動脈硬化の原因には、血管細胞膜の石灰化が原因としてあるわけです。血管壁が石灰化することでボロボロになり、出血なども起こりやすくなります。

そしてもうひとつ、糖尿病の合併症の起こる大きな原因に、西式健康法でいうグローミューの機能不全の問題があります。心臓から流れ出た血液は動脈を通り、徐々に細い血管に行って、最後は毛細血管に至ります。そして、細胞に酸素や栄養素を届けて、代わりに不純物を受け取り、静脈に入って帰ってきます。これが血液循環です。

この毛細血管に入る前の細い動脈から、細い静脈に抜けるバイパスがあるのです。これを、グローミューといいます。これは、フランス人のレアリーという人が発見しました。

問題は、グローミューのバイパスが駄目になっていると、毛細血管に血液の溜まったコブができる点にあります。これが、網膜症とか、腎症の大きな原因となっています。なぜ毛細血管にコブができるかといいますと、たとえば暖かい部屋にいて、急に寒いところに出ると、毛細血管は急激に縮みます。しかし、心臓は同じように血液を送り出していますから、本来ならグローミューのバイパスが開いて、血液はバイパス方面に逃れるのです。そうなっていれば、何も支障はないのですが、何らかの理由でグローミューが駄目になっていると、毛細血管が縮んだところに流れ込んできた血液が、行き場を失ってコブになるのです。そして、そのコブが破れると、眼底出血などが起こります。また、コブがあるとタンパクなどがもれやすくなるので、網膜症や腎症が起こります。神経障害もそうです。このことが現代医学で理解されていないために、糖尿病は治らないのです。

グローミューを再生させ、糖尿病を治す低カロリー食

ですから、グローミューを再生させることが、糖尿病治療のひとつの決め手になります。グローミューをどのようにして再生させるかというと、食事療法が有効です。

西洋医学でも、糖尿病を改善するためにカロリーの取り過ぎを抑える必要があると説き、一定のカロリー制限という考え方をしています。それは、糖質を150～250gで60

0～1000キロカロリー、タンパク質を60～90gで240～360キロカロリー、脂質を40gで360キロカロリー、総計で1200～1720キロカロリー以内に収めるのが望ましいとしています。

しかし、我々の考え方では、糖尿病を治すための食事療法で、1700キロカロリーは多過ぎます。いくら多くても1200キロカロリーまでにとどめておかなければなりません。1日の摂取カロリーをそのくらいにとどめておけば、血糖値はひとりでにどんどん下がります。しかし、1700キロカロリーも食べたのでは、血糖値はそれほどスムーズに下がりません。

もうひとつは内容です。脂肪が40gというのは多過ぎますし、3大栄養素だけを取り上げていますが、生野菜ということを全然考慮に入れていません。糖尿病を治すために決定的に大事なのは生野菜の摂取なのです。また、糖質（炭水化物）を食べる場合でも、白米を食べると血糖値は上がりますが、玄米で食べると血糖値はあまり上がりません。というのは、玄米の場合は食物繊維やミネラル成分も多いので、白米に比べて分解のスピードがゆっくりなのです。そのため、ブドウ糖の吸収もゆるやかになり、血糖値の上昇スピードを抑えます。そういう中身の問題が大事です。食事の中身については、後ほどさらに詳しく述べます。

白米よりは玄米（すぐに玄米が難しい場合は5分づき米でも白米よりよい）。そして、生野菜をたくさん食べる。全体の量は１２００キロカロリーほどに置いておく。そうすれば、徐々にグローミューが再生され、糖尿病はどんどんよくなっていきます。簡単に治ってしまうといってもよいほどです。

さらに、グローミューを復活させるためには、西式健康法でいうところの運動も必要です。温冷浴（P52参照）、毛管運動（P50参照）などを行なうとグローミューの復活効果が高くなります。

糖尿病を治すには、2～3日の断食が特効治療になる

糖尿病を治すには、カロリーを低く抑える必要があるのですが、しかし、もっとも効果的なのは断食です。糖尿病が多少ひどくなった段階でも、薬を使用していなければ断食を行なうと治るのは早いです。ただし、断食をやれる人とやれない人がいます。経口血糖値降下剤を服用している人は、薬を飲みながらの断食は低血糖を招く恐れがありますから、避けるべきです。

また、糖尿病が進行し過ぎていて、痩せ型で、体力がなくなっている人はいきなりの断食はしないほうがよいでしょう。どんどんおしっこが出て、普段の標準体重よりも20％も痩せていたら、断食は危険です。体力が残っていないと感じる人は、専門家の管理・指導がない限り断食を行なうのは避けたほうがよいでしょう。

まだ体重が充分にあって、体力がしっかり残っている人は断食を行なっても大丈夫です。そういう人が断食を行なうと、効果はてきめんです。とくに太り過ぎ、太りぎみの方の糖尿病を治すのは簡単です。本当に早くスーッと血糖値が下がっていきます。腎症などの合併症があっても、断食を行なうことに問題はありません。その場合は、合併症も含めて治る確率は高くなります。

そういう体力がある人でも、長い断食は危険をともないます。3日ほどの短期断食を何度も繰り返し行なうことが、糖尿病の特効治療になります。最初からいっぺんに2週間、3週間などの断食は、専門家の指導がないと危険です。

1日から2日、あるいは3日ほどの断食を行なう場合、断食の前後におかゆなどの軽めの食事を取りながら、徐々に体を慣らしていくとうまく断食に入ることができます。慣れてくれば、だんだんやり方もわかってくると思いますが、最初は慎重に、体を慣らす期間を長めに取るとよいでしょう。

とくに断食から戻るときが大事で、いきなり普段の食事をドカ食いせずに、重湯やおかゆなど、体に負担のかからないもので1~2日かけて、ゆっくり体を慣らして戻すことが必要です。長い断食ほど、この期間も長くいります。何度か経験すれば、自分のやり方がわかってきます。断食中も水は飲むようにします。それも、きれいな生水がよいでしょう。

それより、もっと簡単なのは半日断食です。いわゆる朝食を抜くことです。朝ご飯は絶対に食べなければいけないというのが今の常識ですが、糖尿病を治そうと思ったら、朝食を抜く必要があります。朝食を抜いて、ご飯の代わりに青汁を飲む。これが効果的です。昼、夜は玄米ご飯を食べます（食べにくい場合は5分つきでもよいが、白米は厳禁）。そして、生野菜をなるべくたくさんおかずに添えていくこと。さらに、生のタマネギを食べること。これが誰でもやりやすくて効果的な方法です。この方法をベースにして、2~3日の断食を組み合わせれば、ほとんど間違いなく治ります。薬物治療を行なう前にこのような方法を行なうのが一番よいでしょう。

生野菜は、なるべく5種類くらいの野菜を組み合わせて食べるようにします。ほうれん草やキャベツ、ケール、ニンジン、大根などをそのまま食べてもいいのですが、300g

以上食べるとなると、材料をミキサーにかけて、ジュース、あるいはドロドロの汁にして飲むのがよいでしょう。その場合も、野菜の汁だけでなく、食物繊維の多く含まれている野菜カスの部分も一緒に食べたほうが効果的です。そのような療法を行なえば、インスリン注射はもちろん、血糖値を下げる薬などいつまでも飲む必要はありません（すでに薬物療法を行なっている人が薬から離脱するには、P103を参照してください）。必要なのはよい食べ物であり、生野菜、タマネギ、ビタミンC、ビタミンEなどを充分取ったほうがよいのです。

タマネギ、ビタミンC、ビタミンEの効果について

タマネギは糖尿病の特効食のひとつです。宮尾興平先生が研究しておられますが、タマネギのサルファロイドがインスリンと似た働きをすると報告されています。また、イギリスのオーガスチンという人が行なった実験もあります。これは、すい臓を取ってインスリンを出なくした犬にエサを食べさせるという実験で、そうすると、犬は4日で死んでしまいます。ところが、エサに生のタマネギを混ぜた場合は60日間の生存が確認されました。つまりこのことからも、生のタマネギにはインスリンと似た働きがあることがわかるので

す。タマネギを食べるとインスリンの働きを補強することができ、少ないインスリンでも血糖値を下げる効果を高めるのです。また、すい臓の負担を和らげ、回復を早める効果も期待できます。

ビタミンCや、ビタミンEを取ることも大事です。インスリンはすい臓にあるランゲルハンス島といわれるほんの小さな部分の、さらにベータ細胞から分泌されるのですが、ビタミンCやEには、このベータ細胞の数を増やす作用があります。そのことは阪大医学部の研究で実証されています。

ですから、インスリンを出す能力を自然に増やすためには、これらのビタミンをたくさん取ったほうがいいのです。サラリーマンの方などで、どうしても外食が多くなりがちな方は、自然の食べ物からビタミンCやEを取るのは難しい場合も多い。そのような場合は、サプリメントで取ることもよいでしょう。

しかし、天然成分で取れればそれに越したことはないのです。我々の療法では、ビタミンC、Eは天然のビタミンを用います。ビタミンCの場合は柿の葉茶をたくさん飲むことと、青汁も含めて野菜をたくさん食べることで、たっぷりビタミンCを取るようにします。ビタミンEは小麦胚芽、あるいは玄米胚芽で取るようにします。玄米を主食にすると、毎回の食事で自然に天然のビタミンEが取れますから、そういう意味でも玄米がお勧めです。

生の大豆、生玄米が糖尿病に効く

それから、大豆を生で食べる療法も効果的です。これにはどのような根拠があるかといいますと、大豆にはトリプシンインヒビターという成分が含まれています。我々が食事をすると、すい臓からトリプシンというタンパク質消化酵素が出るのですが、トリプシンインヒビターというのは、その消化酵素の作用を妨げる働きがあります。

つまり、生の大豆を食べるとトリプシンの働きが悪くなり、消化不良を起こします。普段、生の大豆を食べないのはそのためです。しかし、消化不良を起こすとどうなるかといいますと、体は消化が進まないので、すい臓にもっと多くのトリプシンを出すように指令を送ります。しばらくそういう状態が続くと、自然にすい臓が大きくなるのです。

ある実験で、赤ちゃんの犬を育てるときに、生の大豆をたくさん食べさせると、すい臓がほかの犬の2倍になったという報告もあります。すい臓が大きくなると、それだけインスリンを製造するランゲルハンス島の面積も大きくなり、インスリンの製造能力が増すのです。

しかし、生の大豆はなかなか食べにくい。そこで、枝豆にするのです。枝豆でも効果的です。ただ枝豆の場合、どのくらいまで熱を加えても効果が維持できるかが問題となります。ある研究では、茹でる時間を2分間にすると、トリプシンインヒビターはまだ半分残っています。ですから、完全な生でなくても枝豆でいいのです。5分茹でた場合は、30%しか残りません。7分茹でた場合は、20%しか残りません。ですから、2~3分の固茹でにした枝豆を食べるとよい効果があります。2~3分茹でればおいしい枝豆になります。こうすればすい臓が大きくなり、より働きがよくなるのです。昔の人にほとんど糖尿病がなかったのは、生ではないでしょうが、大豆などの豆類を非常に多く食べたこととも関係があるといえるでしょう。

加えて、我々の治療法では、生の玄米粉を食べるようにします。生の玄米の場合は人間の消化酵素では分解されません。そのため、生の玄米粉の大部分は直接大腸に行き、そこで腸内細菌によって分解され、短鎖脂肪酸になります。そして、プロピオン酸とか、酪酸ができる。このプロピオン酸とか酪酸が体内に吸収されるとインスリンの分泌を促進します。そのため、血糖値が上がらなくなります。

同じ玄米食でも、生の玄米を食べると、糖尿病にはさらによい効果があります。重症の糖尿病患者には、入院していただいて、生の玄米を1日150gぐらい出しています。そうするとめきめきよくなります。

実際、私も毎日生の玄米をもう20年ほど食べています。そして、1日1食です。いつも朝4時に起きますが、食べるのは晩の8時です。そのときに、生野菜のドロドロ汁と生の玄米、後は豆腐のようなものを少し食べるだけ。それだけです。玄米は全部生です。生のほうがずっと力がついて、疲れません。玄米は硬いままではなくて、少し水につけて柔らかくし、発芽玄米にして食べやすくします。生の玄米のおいしさを知ったら、普通に炊いた玄米メシは食べられません。

最初は、硬い玄米を粉砕機で粉末にして、蜂蜜などを加えて食べたら、これはおいしいです。生の玄米は若返りの妙薬、特効食です。一度食べてみると、生というのはこんなにも力が出るのかと驚きます。とくに糖尿病を治すのは生食です。私はこの20年、魚や肉、卵とかはあまり食べないようにしています。水は生水を1日3リットル飲みます。食事はほんとに少なく、800〜900キロカロリーくらいです。それでもぜんぜん疲れません。それは生食だからです。

糖尿病治療に必要なミネラル

それから、糖尿病を治すにはミネラル成分も必要です。まず、マグネシウム、そしてクロムも大事です。今アメリカでは、サプリメントとしてクロムがもっとも売れています。それは糖尿病対策として、まず、クロムを飲む人が増えているのです。自然の食品ではクロムは、玄米や小麦胚芽、イワシの丸干し、海苔、ヒジキ、干しシイタケなどに多く含まれています。マグネシウムは玄米、ゴマ、大豆、納豆、枝豆、ヒジキ、メザシに多く含まれています。つまり、この玄米や野菜中心の自然食療法をしていれば、クロムもマグネシウムもひとりでにたくさん入ってくるようになっています。

それから、亜鉛も必要です。亜鉛を取ると、足などに潰瘍ができても治りが早くなります。それは、リンパ球の機能が高まるからで、免疫機能を高めて、感染症を予防する働きがあります。そういう点では、糖尿病になるとキズなども治りにくいのですが、亜鉛を取ると治りが早くなります。自然の食品では亜鉛は、やはり玄米、小麦胚芽、ゴマ、大豆、納豆、干しシイタケ、干しヒジキ、貝のカキ、シジミなどに多く含まれています。これも、自然食療法でひとりでに多く取れる栄養素なのです。

肥満は糖尿病の大敵

また、糖尿病の原因に、インスリンレセプターの感受性が下がるという問題があります。その原因の最大のものは肥満です。カロリーの取り過ぎで太ってくると、内臓やお腹のまわりなどに中性脂肪が溜まります。

それでも過剰なカロリーの摂取を続けると、やがて肥満が亢進して中性脂肪が細胞から溢れるような状態になり、血液の中に遊離脂肪酸が垂れ流し的に増えてきます。血液中に遊離脂肪酸が増えてくると、インスリンの感受性が低下するのです。

そして、感受性が低下するので体はもっとインスリンを製造するようにすい臓に指令を出します。その結果、すい臓は一時的にインスリンの生産量を上げますが、しかし、やがてすい臓は働き過ぎとなり、疲労して、インスリンの生産能力が通常以下に落ちてしまいます。これが糖尿病です。

ですから、肥満を治さないとインスリンの感受性は上がりません。ビタミン、ミネラルのほかに、肥満を解消することも必要になってきます。痩せるなどの努力をせずに、強制的にインスリンを出す薬などを飲むと、ますます早くすい臓の疲労を招くことになり、本格的な糖尿病への進行を早くします。薬にはそのような副作用を持つものが多くあります。

短期的には改善したように見えるかもしれませんが、根本の原因を治すものではないので、長期的にはかえって内臓に負担をかけ、病気を悪化させる原因になります。ただ薬を飲むだけでは、やがて効かなくなるのは目に見えていますから、薬が効かなくなると、次はインスリン注射という道を辿ります。インスリンを注射したところで糖尿病が治るわけではありませんから、一生注射を打ち続けなければなりません。そのため、不治の病といわれるのです。

西式の医学はそれとは違います。薬を使わず玄米・野菜食、断食、運動などを行なって、いってみれば生命力を高める、体が本来持っている自然治癒力を高める方法です。決して無理をして、不自然に一時的に治すものではありません。根本的な、本当の健康体にする方法なのです。すると糖尿病だけでなく、ほかの病気も一緒に治っていきます。ですから、合併症の怖さもありません。きれいに治ります。

経口薬、インスリン注射からの離脱の方法

経口薬から離脱する場合は、今まで述べてきたような食事療法をするのであれば、すぐに止めて大丈夫です。それは、しっかりした少食療法を行ないながら経口薬を服用すると、

逆に低血糖の心配が出てくるからです。西洋医学では、経口薬を服用していると低血糖になる心配があるので、しっかり一定のカロリーの食事を取りなさいといっていますが、その考え方は、まったくの本末転倒です。

しっかりした食事療法を行なえば、血糖値は上がりませんから、経口薬は必要なくなるのです。ただし、最初の数カ月は念のために1日2回ほど市販の血糖値自己測定器を使い、自分自身で血糖値を計り、正常の範囲内であることを確認する必要があります。また、断食をする場合は、必ず薬物使用を中止して、その後体調が安定してから行ないます(離脱、断食とも入院などして、自然療法の医師の管理下で行なえば、より安全です)。

インスリン注射の場合には、その離脱の仕方にコツがあります。それは、いきなり止めさせてはいけないということです。

この西式療法をやりながら、血糖値を自分で1日2回ほど、毎日計るようにします。すると、自然に血糖値がどんどん下がってくるのが確認できますから、本人も安心します。そして、血糖値が下がった状態でいつもどおりの量のインスリン注射をすると低血糖になりますから、血糖値が下がったのを確認したら、毎日血糖値の計測を続けながら、インスリンの単位を、28、26、24、20、18、16、14、12、10……というふうに徐々に減らしていくのです。最後はゼロになります。そうやっていったん離脱したら、今度は死ぬまでインスリンを打つ必要はありません（やはり自然療法の医師の管理下で行なったほうがより安全です）。

大阪大学病院で、人工透析一歩手前と診断された腎不全の方が来られたことがありますが、私のところで行なった西式療法で腎臓さえも治ってきたので、阪大の先生が「どうして治ったのか、私にはわからない」といわれたそうです。インスリンを1日に30単位ほど打っている人でも、西式療法にまじめに取り組めば、6カ月もすればインスリンの注射はいらなくなります。

現代医学では、インスリンの注射を打ち始めたら、一生死ぬまで打ち続けなければならない場合もあると教えていますが、実際はそんなことはありません。我々の療法を行なえば、数年にわたってインスリンの注射を打っていた人でも、ちゃんとインスリン注射から離脱することができます。

ブラジルから来られた患者さんで、18年間インスリンを毎日打っていた人がおられます。そして、ここに入院するので、たくさんの量の注射器を持ってきましたが、ほとんど使わずによくなって帰られました。今は一切、インスリン注射は使っていません。そういう例もあります。ですから、何年にもわたってインスリン注射を行なっていた人でも、それから離脱することは可能なのです。

しっかり西式療法を行なえば、インスリンが出ない人でも、また出るようになります。これは非常に不思議ですが、細胞は日々生まれ変わっていますから、体が健康になり、自然治癒力を取り戻すと、すい臓の生まれ変わる細胞も健康になり、正常の働きをもう一度取り戻すのではないかと考えられます。これは非常に不思議です。

最初、入院するときに検査して、インスリンが出ていなかった人でも、インスリンが出るようになって退院します。たとえば、インスリンが出ないために、ちょっと飴玉をなめただけでも血糖値がグーンと上昇した人でも、インスリンが出るようになってからは、大福もちを二つ食べても血糖値が上がらなくなりました。最近は、まんじゅうを食べても、お酒を飲んでも、全然血糖値が上がらないといっておられます。つまり、最初の段階で徹底して体質改善を行なうと、健康になってからは、少々はお酒を飲むなどの不養生をしても、糖尿病にはならないのです。このことが大事です。

食べ過ぎ、宿便が現代人の免疫力を低下させている

現代生活で、生命力、自然治癒力が低下する大きな原因のひとつは宿便です。食べ過ぎが続くと腸の働きも鈍りますから、宿便が溜まるようになり、そこから毒素が発生して、それが吸収されて全身に回ると体にさまざまな弊害が出るようになります。まず第一番に肝臓が弱り、腎臓にも影響が出ます。さらに全身の細胞や脳にも影響が出てきます。体の抵抗力が落ちてきて、自然治癒力が低下します。便は本来、食べた回数だけ出るものです。3回食べる人は3回便が出る。それが今は胃大腸反射が鈍ってしまって出ない人が多いのです。結局は、食べ過ぎて万病の元を作っています。

免疫力、自然治癒力を高めていこうと思ったら、腹六分で食べることです。腹八分目ではじつはまだ多過ぎます。ガンは、免疫力が落ちるからガンになるのです。ガン細胞は通常でも1日に5万個くらいできているのですが、免疫力がしっかりしていればガンにはならない。たとえば、子宮ガンもそうです。１０００人の女性がいたら、１５０人は子宮の中にガン細胞ができます。ところが、子宮ガンになるのは、そのうちの4人です。残りの１４６人の人はガンにはならない。それは、免疫力がしっかりしていたからです。そこで、免疫力を高めようと思ったら、腹六分の食事が大事になってきます。

元秋田大学の小泉昭夫先生が、ほっておくと自然にガンが発生するガン多発系マウスに、腹八分目のエサを与えた場合と、腹六分目にした場合を比べる実験を行ないました。その結果、腹八分のマウスには26匹中、７匹がガンになりました。腹六分のマウスは、28匹中の１匹もガンにならなかったのです。ということは、腹六分にしないとガンの予防にはならない。腹八分ではまだ駄目なのです。腹六分にすると免疫力が高まります。アメリカでも、最先端の研究で、腹六分にすると普通に食べているよりもガンの発生率が一桁減るという報告があります。免疫力が正常であれば、ガンもそうですが、糖尿病にもならないのです。

腹六分の少食がよいのですが、同じ少食でも、今まで説明してきたような生食がさらに効果的です。野菜、玄米、そしてゴマも生のゴマがいい。大豆は酢に漬けた大豆を食べるのもよいです。そうすると調理用のガスもいりません。環境にもいい影響があります。

免疫力を正常に保つ、運動療法

免疫力を正常に維持するもうひとつのポイントは、血液循環です。血液循環をよくしないと、いろいろ弊害が起こってきます。人間は二本足で歩き始めてからせいぜい４００万年。それ以前は、何千万年も四本足で歩いていたわけですから、実際我々の体の仕組みは、まだ二本足で歩くようにできていないのです。

食塩水を飲んで、その中に含まれる放射性ナトリウムを感知するガイガーミューラ管を使って、食塩水を飲んでからナトリウムが手の先に来るのと足の先に来るのとで、時間的にどのような違いがあるかを見た実験があります。

犬、猿、馬などは前足と後ろ足で同時にナトリウム到着が感知され、ブザーが鳴ります。ところが人間の場合は、手のほうが先にブザーが鳴り、そこまでで4分45秒かかります。そして、足のほうは5分50秒かかってブザーが鳴ります。1分5秒ほど遅れるわけです。これは、病人ほど遅れる傾向があります。それだけ血液循環が悪いのです。

あるとき、西式健康法の創設者の西勝造先生が、「僕はどれくらいかな?」と計られた。すると、手のほうは4分45秒でブザー、足のほうは5分15秒でブザーが鳴る。普通の人よりは大分差は短縮されています。そこで、西先生が西式健康法にある毛管運動を3分間やって、それからもう一度テストされてみた。すると、手と足とがほとんど同時に鳴ったのです。つまり、西式の毛管運動を行なうと、完全な血液循環の状態に戻すことができるのです。

免疫力が低下する第三番目の理由は、背骨の狂いです。背骨の狂いがあると、そこから出ている脊髄神経がうまく働かなくなるのです。その神経は内臓ともつながっていますから、背骨のある部分にゆがみがあると、そこに繋がっている内臓の具合も悪くなります。

そこで、背骨の狂いを治すということをやらなければならない。これが西式健康法でいうところの金魚運動（図3）や、首筋に硬い木枕をあてて、硬い床の上に寝る方法（図4）です。これを適度に行ないます。背骨が完全に揃えば、どの神経も問題なく働きますから、病気にならないのです。背骨のゆがみが出る原因には、姿勢の悪さもありますが、やはりそれにも、二本足歩行の影響があります。二本足で歩く場合、どうしても背骨に狂いが出てくるのです。ですから、二本足で歩いている限りは何らかの方法で、毎日背骨の狂いを元に戻す方法を行なう必要があるわけです。それには金魚運動が適しています。

正しい食事と、運動。これらを行なえば健康は完璧です。食事だけだと完全ではないのです。

そのほかの注意点

そのほかの注意点としては、患者さんからときどき質問を受けるのは、完全な菜食主義にすると、植物性食品には含まれないビタミンB_{12}が欠乏するのではないかということです。

■図3

金魚運動

自分で行なう場合は自分でゆする

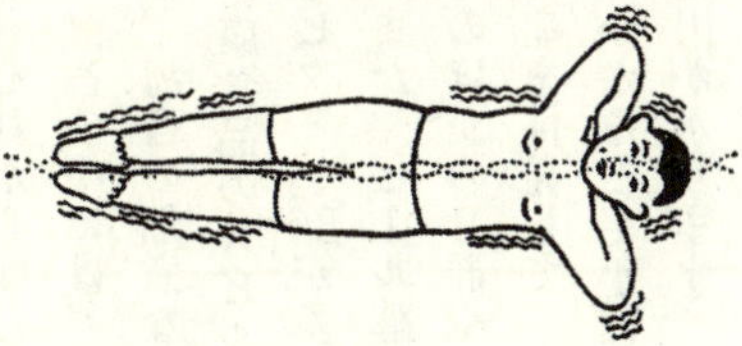

他人による場合はゆすってもらう

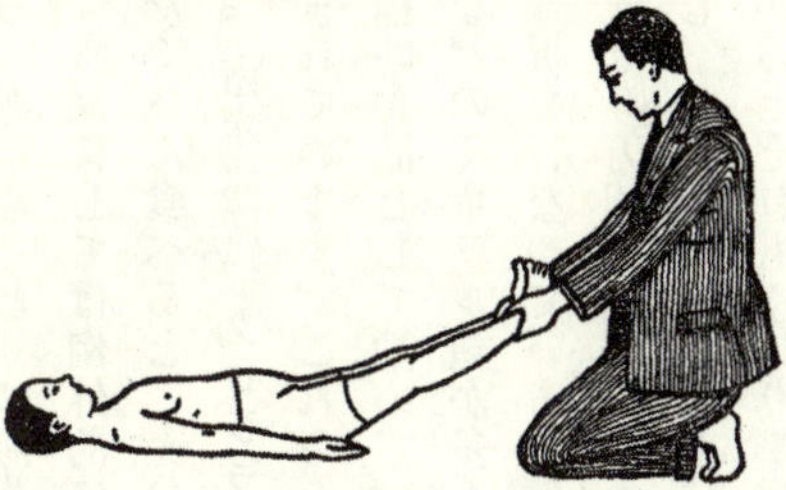

■図4

硬い床の上に寝る

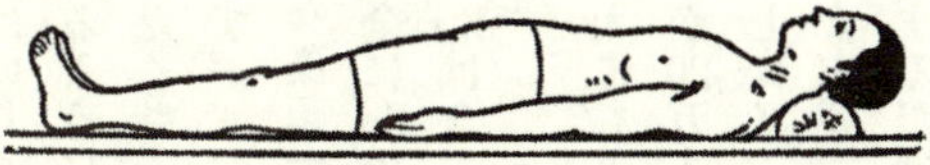

ビタミンB_{12}は造血などに関係して、不足すると悪性貧血に陥る恐れがあります。しかし、よい食事をしていれば本当は腸内細菌がビタミンB_{12}を作ってくれるので心配はいりません。けれども、もしもそれが心配だったら、海藻類、とくに海苔をたくさん食べるようにすればいいのです。海苔の中には、植物性食品にしては例外的に、ビタミンB_{12}がたくさん含まれていますから、海苔の佃煮などでたくさん食べると、充分な補給になります。

それから、健康食品のスピルリナ。南米原産でクロレラ同様、栄養豊富な藻類ですが、スピルリナにもビタミンB_{12}が多く含まれています。これらを取っていれば完全にB_{12}の心配はいりません。また、ビール酵母も補助食品として勧めています。これにはB_{12}は含まれていませんが、そのほかのB群や亜鉛などのミネラル類が多く含まれています。

糖尿病から腎症を併発して、人工透析を行なっている人は今、全国で20万人にも上ります。人工透析にかかると1年間で約500万円の医療費がかかります。それが20万人いると、全部で1兆円かかります。しかし、人工透析になる前に糖尿病の治療としてインスリンの注射などを10年、20年と受けているとそれもやはり膨大な費用がかかります。

我々の療法では、薬も何もいりません。よい食べ物を食べて、よい運動をするだけです。しかし、それで完全に治ります。患者さんも幸せになられます。

第2章　糖尿病に効くビタミン・ミネラル

糖尿病にはどんなビタミン・ミネラルが必要か？

▼新田孝作（にった・こうさく）プロフィール

1956年、福島県生まれ。福島県立医科大学卒業後、東京女子医科大学腎臓総合医療センター入局。内科専門医。医学博士取得後、米国ケースウェスターン大学留学。専門は「腎臓内科学」。西洋医学と東洋医学の融合を目指した新しい治療学確立に向けて研究を進める。

現在、東京女子医科大学腎臓総合医療センター講師。アメリカ腎臓医学会、日本腎臓医学会、日本透析医学会、日本内科学会、和漢医学会所属。著書に『未病との対話』（文化創作出版）がある。

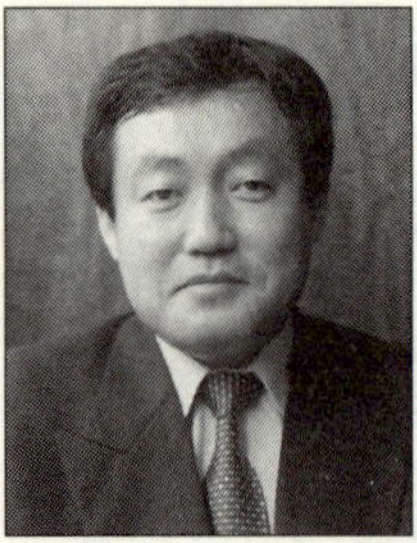

糖尿病の原因

「西洋医学を擁護する立場でいえば、西洋医学でもまずは食事療法と運動療法が中心になります。しばらくそれを続けてみて、それでも血糖値の改善が見られない場合は薬を出します。糖尿病患者の場合、なかなか食事指導を守れない方が多いのも事実なのです」と新田医師は話します。

糖尿病患者の多くは過食の傾向にあり、なかなかそれを改めることができないといいます。新田医師の専門は「腎臓病」なのですが、糖尿病から腎症を合併症として併発する患者も多く、糖尿病性腎症での来院患者に食事指導を行なっているという経緯があります。その食事指導の内容は、カロリー制限とともに、ビタミン、ミネラル補給の食事なのです。それは、腎臓のためにも必要といいます。

カロリーを減らせない人も多いのですが、カロリーを減らすだけは減らしても、食事内容を改めないことも問題と考えています。

内容が不充分だと、今までのあまりよくなかった食生活（肉類、インスタント食品、加工食品、油脂類、お菓子、甘過ぎる飲み物類が多く、野菜、海草、豆類、穀物不足の食生活）で不足していたビタミンやミネラル類が、そのままさらに不足するのです。これではインスリンの抵抗性が改善しません。

糖尿病の原因にはいろいろあるのですが、とくに現代人が多くかかる（数百万人といわれる）現代型糖尿病で問題なのは、インスリンの効きが悪くなる、インスリン抵抗性の問題だと考えられています。

インスリン抵抗性というのは、すい臓からのインスリン分泌はある程度正常に行なわれているのですが、なぜかインスリンの効きが悪くなり、血糖値が下がらなくなる状態です。そのため、食後に高血糖が続くのですが、インスリンは充分にあります。インスリンの作用としては、食欲を増進させる方向に働きますから、インスリン濃度が下がらないと食べた後も食欲が続き、過食を誘発して肥満になります。肥満になると血液中に中性脂肪も増加しますから、インスリンの効き目はますます悪くなるのです。

インスリン抵抗性とは、つまりインスリンレセプターの感受性の低下です。細胞が血液中のブドウ糖を受け取るためには、インスリンが必要です。インスリンが細胞のカギ穴に作用してドアを開けると、ブドウ糖が細胞内に取り込まれ、血糖値が下がるのです。ところが、この細胞膜にあるカギ穴が正常に働かないと、インスリンはあってもカギを開けることができず、ブドウ糖が細胞内に取り込まれないことになります。すると、高血糖、高インスリン血症の状態が現われます。

これが、インスリンの抵抗性といわれるものです。では、なぜそのような状態が訪れるのかというと、ひとつは体全体の代謝不良であると考えられています。栄養素の分解や運搬、細胞の合成や老廃物の搬出など、生命をつかさどっているシステムの重要な要素である、代謝作用が不良になっているのです。

では、なぜ代謝作用が不良になるのか。それは、体の恒常性を維持して、生命力を維持するために必要な、代謝に欠かせないビタミンやミネラル類の摂取不足が原因のひとつなのです。

過食といわれる現代で、ビタミンやミネラル不足が起こるのは、インスタント食品や加工食品には、必要なビタミンやミネラル類が極端に減っていることによります。また、砂糖類などの過食や偏食は、それを代謝するために、多くのビタミン、ミネラル類を使うので、そのような食べ物ばかりが体に入ってくると、ビタミン、ミネラルのバランスが崩れるのです。

ですから、食事の内容を変えずに、ただカロリーを減らすだけでは、余計にビタミン、ミネラル不足を引き起こす可能性があるのです。

現代社会のストレスの増加が、糖尿病患者の数を増やしている

また、新田医師は、糖尿病患者や予備軍がこれだけ増えた背景には、脂肪の多い西洋型の食生活、インスタント食品、過食はもちろんですが、それだけでなく、現代生活のストレス過剰も大きな原因のひとつにあげられるといいます。

「今の生活は、一昔前では考えられないほどの情報処理のスピードが要求されます。こうした時間の加速化は、自律神経と内分泌系に慢性的なストレス反応を生じさせ、血糖値を上昇させるのです。腎臓もとくにストレスに敏感な臓器ですが、ストレスの長期化はほかにも、すい臓、胃腸、肝臓、心臓をはじめ多くの臓器や血管にダメージを与えます」（新田医師）

人の体に肉体的、あるいは精神的ストレスがかかると、体はストレスに対していつでも戦えるように臨戦態勢に入ります。エネルギーを高めるために肝臓からはグリコーゲンとして蓄えられていたブドウ糖が放出され、血糖値が上がります。

ところが、昔は一時的なストレスで血糖値が上がったとしても、やがてストレスのあとには深い休憩があって、神経やホルモンのバランスが取れていたのです。ところが現代社会は、スピードの速さ、情報量の多さもあり、かつてないほどのストレスの連続を経験しているといいます。人間の体は、まだ現在ほどのストレスの連続に適応できていないのです。

また、ストレス食いなどといわれるように、ストレスは過食を招きやすいのです。とくに、肉類などの高カロリー食がストレス中には好まれる傾向にあります。

さらに、ストレスがかかると副腎からいくつかの抗ストレスホルモンが分泌されます。なかでもカテコラミンというホルモンには強い作用があり、血管を収縮させて血圧を上げたり、脈拍を早くしたりする作用があるほか、インスリンの働きを強力に阻害する機能も持っています。

肉体的なストレスだけでなく、精神的なストレスに際しても、抗ストレスホルモンが分泌されますから注意が必要です。

実際、初めて糖尿病を発症する人は、転勤や退社、離婚など、強い精神的なストレスがかかった場合が多いとされています。

「そしてそれだけでなく、ストレス反応によって、多くの必要なビタミンや、とくに微量元素のミネラル類が尿から排出されてしまうことも大きな問題です。栄養素の代謝に関わるビタミンやミネラルの不足が、糖質やタンパク質などの代謝不良を招き、糖尿病を加速させる原因になっているということもあるのです」（新田医師）

あまりよくない食事で、摂取量や体のストックが少なくなっているビタミンやミネラル類が、さらにストレス反応で、尿から放出されているというのです。

「そしてもうひとつ、内的なストレスという意味で、嚙み合わせの不適合、『咬合不全（こうごうふぜん)』の問題があります。それは、加工食品など現代の食事が軟らか過ぎることもあり、次第に歯の嚙み合わせが悪くなる症状です。本人も気づいていない場合が多いのですが、嚙み合わせを治してよく嚙む習慣を身に付けると、消化もよくなり、脳にもよい刺激が伝わります。それでかなりストレスが軽減したという人も多いのです」(新田医師)
糖尿病を予防、改善するためには、カロリーの取り過ぎに注意することや運動に加えて、適度にストレスを解消する方法を見つけることと、嚙み合わせに注意すること、食べ物からのビタミン、ミネラル類の充分な摂取が大事になってくるといいます。
では、どのようなビタミン、ミネラル類がとくに必要なのかを以下に詳しくお伝えします。ストレスの多い現代では、なおさらよい食事が重要なのです。

ミネラル編

【亜鉛】インスリンの合成に絶対必要なミネラル

亜鉛には大きく分けて、以下のような働きがあるとされています。
①インスリンなど各種ホルモンの生成に関与する
②DNAやタンパク質の合成に必要で、細胞の新生を助ける

③生殖機能とも関係があり、とくに男性では前立腺の正常な機能を保つとされている
④免疫力を正常に保つことに必要とされている

「糖尿病対策に、まず重要なのは亜鉛です。亜鉛は微量ミネラルのひとつで、糖尿病との関連でもっとも大事なのは、インスリンの合成に関わることです。つまり、亜鉛が不足するとインスリンが正常に作られなくなる危険性が高まります」と新田医師はいいます。

ミネラルには、カルシウムなど比較的体内に含まれる量が多いミネラルと、微量にしか含まれていないミネラルの2種類があり、亜鉛は微量ミネラルのひとつです。

どちらも重要なのですが、微量ミネラルは含まれる量が少ない分、不足を招きやすいという性質があります。カルシウムなど量の多いミネラルは、骨から溶け出したり、また骨に戻るなどして、体の中で一定量をキープする装置が働いているのですが、微量ミネラルはそうはいかず、体の中にあまり蓄えておくことができません。そして、ミネラルの場合は一度に多く取り過ぎることは危険でもあり、1日の摂取量に上限が設けられているものが多くあります。

なおかつ、多くのホルモンの合成に関わるなど、代謝作用によっても失われやすいため、一定量をキープするには毎回の食事で効果的に補うことが、ほかの栄養素にも増して大切

なのです。

とくに男性では、亜鉛は精液の合成に関わるという性質があります。そのため、欧米では亜鉛はセックスミネラルと呼ばれ、インポテンツの治療に亜鉛が処方されたりもしています。

前立腺や精液中にも亜鉛が多く含まれています。男性の場合は射精により亜鉛が失われやすく、セックスの回数が多いと亜鉛不足から糖尿病になりやすいと考えられるのです。

ほかに、亜鉛は免疫力を高めたり、傷の治りを早くする作用があります。さらに、ビタミンCや鉄分とともに、コラーゲンの合成にも関わるとされているので、肌を若々しく保つことや、血管、あるいは骨を丈夫に保つためにも必要です。

亜鉛不足の自覚症状には、味覚障害があります。食べ物の味がわかりにくくなったら、亜鉛不足を疑ってみる必要があるかもしれません。偏食、極端な減食ダイエットにより、味覚障害を訴える人が、若い女性を中心に増えています。将来的に、糖尿病になる危険をはらんでいるといえます。お酒をよく飲む人も亜鉛の不足に気をつけましょう。

○亜鉛の1日の所要量と含まれる食品

日本での亜鉛の1日の所要量・推奨値は、30歳の男性で12㎎、女性で10㎎です。上限は

30㎎とされています（成人の場合、とくに30歳以上では、ほとんど所要量の数値に変動はありません。これは、ほかの栄養素についても同じです）。

亜鉛が含まれる自然の食品の中でも、圧倒的にその量が多いのは海のカキです。カキには何と、100gあたり13・2㎎も含まれています（以下、すべて含有量は食品100g中の数値、出典は科学技術庁資料調査会編『五訂食品成分表』による）。

ほかの貝類にも比較的亜鉛は多く、シジミに2・1㎎、サザエで2・2㎎、ホタテガイには2・7㎎含まれます。ただ、貝類の場合、最近は環境汚染との関連で心配な面もありますから、貝類を食べる場合は、なるべく産地のはっきりしたものがよいと思われます。

穀物では、玄米に1・8㎎、精白米で1・4㎎含まれています。精白しても、亜鉛は比較的失われにくい栄養素です。ただ、炊いてご飯になると調理により失われ、それぞれ0・8、0・6㎎となります。小麦では、全粒の小麦には2・6㎎含まれますが、小麦粉になると0・3㎎、市販の食パンでは0・8㎎と少なくなります。茹でたうどんには0・1㎎しか含まれません。やはりなるべく、未精白の小麦粉で作ったパンなどがよいようです。

麺類で比較的多いのはソバです。とくに表層粉に4・6㎎と多く、色の黒いソバに亜鉛は多く含まれます。普通の茹でソバにも0・4㎎含まれています。

豆類には比較的全般に多く含まれ、乾燥小豆（2・3㎎）、乾燥エンドウ豆（4・1㎎）、生ソラマメ（1・4㎎）などに含まれます。また、大豆（3・2㎎）にも多く、加工品の木綿豆腐（0・6㎎）、納豆（1・9㎎）、枝豆（1・3㎎）も、よい補給源になります。

ゴマ（5・5㎎）や松の実（6・9㎎）、落花生（2・3㎎）にも多く、野菜類ではアサツキ（0・8㎎）、オクラ（0・6㎎）、カリフラワー（0・6㎎）、シソ（1・3㎎）、タケノコ（1・2㎎）、タラの芽（0・8㎎）、菜の花（0・7㎎）、ニンニク（0・7㎎）、ほうれん草（0・7㎎）、ブロッコリー（0・7㎎）、モロヘイヤ（0・6㎎）などに比較的多く含まれます。キノコでは、干しシイタケ（2・3㎎）やマイタケ（0・8㎎）、ヒラタケ（1・0㎎）に多く含まれます。

魚介類ではアジ（0・7㎎）、イワシ（1・1㎎）、カツオ（0・8㎎）、コイ（1・2㎎）、イクラ（2・1㎎）、サバ（1・0㎎）、サンマ（0・8㎎）、シシャモ（1・8㎎）、タラコ（3・1㎎）、ドジョウ（2・9㎎）、ニシン（1・1㎎）、フグ（0・9㎎）、ワカサギ（2・0㎎）、ホヤ（5・3㎎）、スルメイカ（1・5㎎）、毛ガニ（3・3㎎）などに多く含まれます。また、豚レバー（6・9㎎）など、レバー類にはどれも多く含まれています。ビール酵母（4・8㎎）にも亜鉛は多く含まれています。

※亜鉛などのミネラル類は、栄養素として腸から吸収される際の吸収率が悪く、食べた物がすべて吸収されるわけでありません。また、ミネラルの場合は、相互に関連しあって働く性質が高いため、必要上サプリメントで補う場合も、1種類のものより、バランスよく配合された総合ミネラルサプリメントのほうがよいと考えられます。

【クロム】インスリンの働きをよくして糖尿病を予防する

クロムには、以下のような働きがあるとされています。

①糖質、タンパク質などの代謝を助ける

②インスリンの作用をよくし、糖尿病を予防する

③動脈硬化、高血圧を予防する

「糖尿病を改善するためには、たくさんのビタミンやミネラルが関係していますが、微量ミネラルのひとつであるクロムも、糖尿病と密接に関係しているという研究報告が散見されます」と新田医師。

クロムというと公害物質と考えがちですが、人体に有害なのは工業製品の六価クロムで、

食品中に含まれ人体に必要な働きをするのは三価クロムです。

クロムは、ほかのアミノ酸などと結合して耐糖因子（GTF／グルコース・トランスファクター）と呼ばれる分子になって、糖質の代謝を改善する作用があると考えられています。

体内のクロム含有量は、年代別では生まれたばかりの赤ん坊に一番多く、年齢を経るごとに少なくなるとされています。中年以降にはかなり少なくなり、このクロムの減少がインスリンレセプターの感受性を下げて、糖尿病を発症させる原因のひとつになるとも考えられています。

しかし、まだその正確な作用などは明らかになっていないのが現状です。アメリカでは、糖尿病予防にクロムのサプリメントがよく売れているようですが、もともとアメリカ人は東南アジア人に比べて、体内のクロム含有量が約5分の1ともいわれています。

そのため、日本人の場合、（イワシや海草、穀物などを食べていれば）クロムは充分補給されているといわれています。普通の食事で補えていないと考えられる場合は、ビール酵母にもクロムは多く含まれますので、ビール酵母で補うとよいでしょう。とくにビール酵母の場合は、GTF（耐糖因子）の形でクロムが含まれていますので、利用されやすいのです。

またクロムは、糖質の代謝を促進する性質があるため「ダイエット・クロム」というような、ダイエットに効果的なサプリメントとして売られていたりしますが、クロムは微量ミネラルの中でも、必要量はさらに微量なので、ダイエットのためにサプリメントで大量に服用することには疑問もあります。ダイエットのためにはクロムをサプリメントで取るよりも、当たり前ですが摂取カロリーを減らして運動することが効果的です。

○クロムの1日の所要量と含まれる食品

クロムは、穀物や野菜、魚介類、海藻類に万遍なく含まれます。1日の所要量は、30歳の男性で35μg（マイクログラム）、女性で30μgとなっています。上限は、250μgです。

科学技術庁の食品分析データは発表されていませんが、女子栄養大学出版の『ビタミン&ミネラル・バイブル』のデータでは、100g中に玄米で19μg、小麦胚芽に60μg、強化米（24μg）、丸干しイワシ（76μg）、切り干し大根（24μg）、梅干（21μg）、焼き海苔（44μg）、干しヒジキ（270μg）などに含まれています。ビール酵母（エビオスで、5μg以下）にも含まれています。

普通に、穀物、野菜、魚介類中心の食事をしていれば不足する心配はないと考えられています。

【マグネシウム】ストレス対策にも必要なミネラル

マグネシウムには、以下のような効果があるとされています。

①体内にある数多くの酵素の活性に関係している
②ホルモン分泌、エネルギー代謝、神経の伝達などに必要
③細胞内外でカルシウムと拮抗的に働く
④カルシウム、リンとともに骨の材料となる

「糖尿病を予防するためには、マグネシウムも極めて重要度の高いミネラルのひとつです。マグネシウムには体内のミネラルバランスを整える作用があり、インスリンレセプターの感受性をよくすると考えられています」と新田医師はいいます。

体の恒常性を維持したり、ホルモンを合成するなど、我々が日々活動できるのは何千種類といわれる酵素の働きあってのことですが、その酵素反応に、マグネシウムは極めて広範囲に関係しています。しかし、他の微量元素のように酵素の構成成分としてではなく、幅広く触媒として働くため、その重要度に対しての注目が低かったという側面があります。

マグネシウムはカルシウムとのバランスが大事です。人の細胞の内側にはマグネシウムが、外側（血液中）にはカルシウムが多く存在して、ミネラルバランスをとっています。その濃度差によってイオン交換を行ない、体に必要な情報信号を伝達しているのです。

食事からのマグネシウム摂取量が減り、カルシウムとのバランスが崩れると、細胞内にカルシウムが多く流入してイオンバランスが崩れ、信号の伝達がスムーズに行かなくなります。そのため、神経過敏などの症状が起き、少しの刺激にも血管などの細胞が敏感に反応するので血圧が上がりやすくなると考えられています。

かつてカルシウム神話というものがあり、とにかくカルシウムをたくさん取らなければならないという意見が多かったのですが、最近は、カルシウムだけの取り過ぎはむしろ危険で、高血圧や不整脈、心筋梗塞のリスクを高めるといわれるようになったのはこのためです。カルシウムも必要なのですが、同時にマグネシウムも充分に取らなければいけないのです。

マグネシウムとカルシウムのバランスは、食事で1対2から、1対3の割合で取るとよいとされています。

しかし、マグネシウムの体内貯蔵量はカルシウムに比べて少ないので、食事からのマグネシウムの補給が滞るとすぐにバランスを崩しやすくなり、さらに、マグネシウムはストレスで失われやすいミネラルですので、食事からの補給は、カルシウムと1対1の割合で取るべきという説もあります。いずれにしろ、ストレスが激しい場合はマグネシウムの必要量が増すとされています。

お酒をたくさん飲む人やストレスの多い人、激しい運動をする人、糖尿病の人は、尿からのマグネシウムの排出が盛んになるので、それだけたくさんのマグネシウム補給が必要となります。

また、次に述べるように、ナトリウムとカリウムのバランスを取ることにも必要で、マグネシウムは、ミネラルのバランスを取るミネラルとさえいわれています。健康を維持するためには欠かせないミネラルなのです。

○マグネシウムの1日の所要量と含まれる食品

マグネシウムの1日の所要量は、30歳の男性で320㎎、女性で260㎎とされています。上限は男女とも700㎎です。

マグネシウムが多く含まれる自然の食品の中では、納豆（100gあたり100㎎）がお勧めです。手軽に食べられるうえにマグネシウム含有量が多く、外食でも1品として加えやすい食べものです。納豆には亜鉛や銅、マンガンなどそのほかのミネラル類も多く含まれています。

ほかには、玄米（110mg）、5分つき米（64mg）、ソバ全層粉（190mg）があります。カボチャ種（530mg）、ゴマ（370mg）、落花生（200mg）など種実類には全体に多く含まれています。

野菜ではオクラ（51mg）、ケール（44mg）、シュンギク（26mg）、ショウガ（27mg）、ズッキーニ（25mg）、ツルムラサキ（67mg）、菜の花（29mg）、パセリ（42mg）、ブロッコリー（26mg）、ほうれん草（69mg）、根ミツバ（21mg）、大豆もやし（23mg）、枝豆（62mg）、梅干（34mg）などに多く含まれます。そのほかの穀類、野菜類にも全般に含まれています。

果物ではバナナ（32mg）に多く、キノコでは干しキクラゲ（210mg）、干しシイタケ（110mg）に多く含まれます。

また、焼き海苔（300mg）、昆布（510mg）、干しヒジキ（620mg）、乾燥ワカメ（1100mg）と、海藻類はよい補給源になります。カルシウムとのバランスも優れています。

魚類にはほぼ30mg前後、肉類には20mg前後のマグネシウムが含まれます。

【カルシウム】体の恒常性を保つために、常に骨から出入りしている重要なミネラル

カルシウムには、以下のような効果があるとされています。

①丈夫な骨と歯を作ることに必要
②心臓の鼓動を規則正しく保つ
③神経の伝達に関与する
④幅広い分野で、生体の恒常性維持に関わっている

マグネシウムの項でもいいましたように、カルシウムは、マグネシウムとのバランスが大事で、カルシウムだけの取り過ぎには注意も必要なのですが、カルシウムもまた必要で、重要なミネラルなのです。

カルシウムは体の中では骨として貯蔵され、もっとも多く存在しています。体内にあるカルシウムの99%が骨や歯にあり「貯蔵カルシウム」と呼ばれています。残り1%ほどが血液中などにあり、さまざまな代謝活動をつかさどっています。これは「機能カルシウム」と呼ばれています。

骨のカルシウム濃度を1とすると、血液中には1万分の1、さらに、マグネシウムの多く含まれる細胞内には、血液中のさらに1万分の1という、ごく低い濃度のカルシウムし

か含まれていません。

それだけ、機能カルシウムは微量で働くミネラルなのです。ただ、貯蔵量は多いため、食事からのカルシウム摂取が不足すると、体は貯蔵してあるカルシウムを骨から引き出します。このようにしてカルシウムは比較的よく骨と血液中、さらに細胞内を出入りしています。

そのため、食事からのカルシウム摂取が不足する状態が続くと、骨からカルシウムが引き出され過ぎて、骨や歯が脆くなります。しかしそれだけでなく、体は、食事からのカルシウムが不足して、骨からカルシウムを引き出すときに、必要量のみをきっちり引き出すわけにはいかず、必ず必要量以上を引き出してしまいます。すると結果的には血液中にカルシウムが過剰の状態となり、これが大きな問題となります。

このような、食事からのカルシウムは不足しているのに、逆に血液中のカルシウムが過剰になる状態は「カルシウム・パラドックス」と呼ばれています。そうなると、やはり結果としてはマグネシウムとのバランスが狂うことになり、高血圧や心臓病などのリスクを高めるのです。また、骨から引き出されたカルシウムは食事から取られたカルシウムと違い、血管壁に沈着して動脈硬化の原因になりやすく、腎臓などの結石の原因にもなりやすいと考えられています。

動脈硬化は、糖尿病の合併症の進行をさらに早める結果になります。ですから、マグネシウムとともに、カルシウムもまた充分に取りたいミネラルなのです。

また、カルシウムは神経の伝達にも関わるミネラルです。そのほか、広範囲に生命活動の維持に関わっています。骨から引き出されるため、血液中の機能カルシウムが不足することはめったにないと考えられていますが、バランスが狂うと神経過敏なども起こりやすくなってきます。マグネシウムとのバランスを考えながらしっかり取りたい栄養素です。

○カルシウムの1日の所要量と多く含まれる食品

カルシウムの所要量は30歳の男女とも、1日600mgとされています。上限は2500mgです。

カルシウムの補給源としては、小魚を丸ごと食べることや、大豆、海藻類が適しています。牛乳は脂肪分が多過ぎるということと、日本人には牛乳を消化する酵素を持たない人が多いことから、あまり適したカルシウム源とはいえません。また、カルシウム対マグネシウムのバランスも、牛乳の場合は110対10と、マグネシウムをほとんど含まないため、その点でいえば、それほどバランスのよい食品とはいえません。

逆に大豆や大豆製品である納豆や豆腐などは、カルシウム対マグネシウムのバランスは木綿豆腐が120mg対31mg、納豆の場合が90mg対100mgと、マグネシウムがたくさん含まれたよいカルシウム源です。枝豆の場合は、76mg対72mg、ワカメ（水戻し）は130mg対130mgで、やはりマグネシウムを多く含んでいます。

そして、そのほかの亜鉛やクロムなどの微量ミネラルも、牛乳よりもふんだんに含んでいます。カルシウム源というと牛乳というように考える習慣は変えたほうがよいかもしれません。好みでたまに飲むのはよいでしょうが、健康のためと思ってがぶ飲みするのは考え物。とくに、牛乳を飲んでお腹がゴロゴロする人は体質的にも合わないのですから、止めたほうがよいでしょう。

丸干しのイワシは、440mg対100mg。カルシウムもマグネシウムも豊富です。そのほか豆類全般、ゴマ（1200mg対370mg）、野菜ではオクラ（92mg対51mg）、小松菜（170mg対12mg）、大根葉（260mg対22mg）、菜の花（160mg対29mg）、野沢菜（130mg対21mg）、白菜（43mg対10mg）、ほうれん草（49mg対69mg）、キャベツ（43mg対14mg）などもよい野菜のカルシウム補給源となります。ビール酵母（260mg対250mg）も割合がよく、多めにカルシウム、マグネシウムが含まれています。

【カリウム】合併症の高血圧予防に効果的なミネラル

カリウムには、以下のような効果があるとされています。

①神経や筋肉の興奮伝達に関係する
②ナトリウムとの拮抗作用により高血圧を抑制する
③細胞内の浸透圧を維持し、むくみを予防
④筋肉の伸縮、酵素反応の調節をする

体の恒常性を維持するには、カリウムも重要なミネラルのひとつです。カルシウムは、マグネシウムとバランスを取って働くとお伝えしましたが、カリウムは、ナトリウム（塩分）とバランスを取って働くミネラルです。塩分の過剰摂取が高血圧や、心臓病などのリスクを高めることは承知のとおりですが、じつは塩分の取り過ぎだけが問題ではなく、カリウムの摂取不足ということも同じように問題なのです。

私たちの体を構成する細胞の内側にはマグネシウムが多く、外側にはカルシウムが多いのと同じように、細胞の内側にはカリウムが、外側にはナトリウムが多く存在してイオンバランスを取り、情報の伝達や細胞の浸透圧調整などを行なっています。

そのバランスが崩れて、細胞内のナトリウムが多くなると、細胞は水分を含んで膨張し、結果的に血管内壁が収縮して、血圧を上げる原因になると考えられています。塩分の取り過ぎが血圧を上げると考えられているのは、この作用によります。食事からのカリウム摂取が不足しても、同じようにバランスが崩れます。

細胞の内側と外側には、主に四つのミネラルのバランスが関係しています。つまり細胞の内側のカリウム、マグネシウム、そして、細胞の外側のナトリウム、カルシウムです。この四つのミネラルのバランスをよく保つことが、体の恒常性の維持、細胞の健康維持、正常な情報伝達の維持に必要なのです。

カリウムが不足すると高血圧以外にも、神経過敏などの神経症状や、不整脈や心不全などの心臓症状、また、脱力感、筋力低下、しびれなどの筋肉異常が起こりやすくなると考えられています。胃腸関連では、食欲不振、吐き気、便秘などの症状も起きます。つまり、全身のバランスが狂うのです。

さらに、糖尿病患者の尿中にはカリウムが排出されやすくなるとされていますから、糖尿病気味の人はそれだけ多くカリウムが必要です。

甘いものをよく食べる人、ストレスの多い人もそれだけたくさんのカリウムが必要とされています。精神的、肉体的なストレスが多い場合は、肉類などを多食しがちですが、実際は野菜類を多めに取ることが、ストレスの緩和にも役立つのです。

○カリウムの1日の所要量と多く含まれる食品

カリウムの所要量は1日あたり、30歳の男女とも2000mgとされています。上限はとくに設けられていません。

カリウムは食品では肉類に少なく、野菜類に多く含まれる栄養素です。肉に比べれば魚類には比較的多く含まれています。果物にも多く含まれますが、果物には糖質も多いので糖尿気味の人は注意が必要です。甘すぎる果物の多食は避けましょう。

自然の食品でカリウムの多い食品としては、イモ類がお勧めです。ヤマイモ（590mg）、ジャガイモ（410mg）、サトイモ（640mg）などにはカリウムが豊富で、ナトリウムはほとんど含まれていません。また、精製の少ない米（5分つき米で150mg）やソバ（410mg）、押麦（170mg）などの穀類、納豆（660mg）、木綿豆腐（140mg）、豆乳（190mg）などの大豆加工品、茹で小豆（460mg）、茹でインゲンマメ（470mg）などの豆類もよいカリウムの補給源となります。

野菜ではカボチャ（450mg）、カリフラワー（410mg）、キャベツ（200mg）、小松菜（500mg）、シュンギク（460mg）、枝豆（590mg）、ニンニク（530mg）、ブロッコリー（360mg）、ニンジン（280mg）、ゴボウ（320mg）ほか野菜類は全般にカリウムが豊富です。

また、干しヒジキ（4400mg）、焼き海苔（2400mg）などの海藻類やマイタケ（330mg）、エノキタケ（340mg）などのキノコ類もよいカリウムの補給源となります。

果物ではバナナ（360mg）がお勧めです。ビール酵母（1900mg）にもたいへん多く含まれます。

【セレン】ビタミンEとともに、強力な抗酸化物質として働くミネラル

セレンには以下のような効果があるといわれています。

①活性酸素を無害化する酵素、グルタチオンパーオキシダーゼの構成要素として必要
②ビタミンEとともに強い抗酸化力を発揮する
③ガン予防に効果があるとされている

「セレンは優れた抗酸化作用のあるミネラルです。活性酸素の攻撃から細胞を守り、インスリンレセプターの感受性を改善することに効果的です」と、新田医師はいいます。

活性酸素というのは人のエネルギー生産の過程で発生するものであり、体内に侵入した

ウイルスを攻撃する武器としても使われます。有用な働きもしているのですが、攻撃力が強いので、必要以上に生産された分はすみやかに無害化されないと、生体内の正常な細胞膜などを攻撃して、それを酸化させると考えられています。

血液中のブドウ糖を取り込むための、ドアのカギ穴の役割をしているインスリンレセプターは、細胞膜についています。ですから、活性酸素の攻撃により細胞膜がダメージを受けると、当然インスリンレセプターもダメージを受けることになります。

そうしてダメージを受けたインスリンレセプターには、いくらインスリンのカギが作用しても、そのドアは開かれず、血糖値は高いままとなってしまうのです。

「現在では、活性酸素はガンをはじめとする多くの生活習慣病の元になると考えられていますが、糖尿病でもまた、活性酸素が非常な危険因子だと考えられています」と新田医師。

ミネラルの一種であるセレンは、体内に発生した活性酸素の働きを無害化する酵素、グルタチオンパーオキシダーゼの重要な構成要素の一部として働きます。ですから、体を守るためにはどうしても必要なミネラルなのです。

また、セレン自体にも非常に強い抗酸化作用があるのですが、ビタミンEと共同で、さらに強い抗酸化力を発揮して、活性酸素の攻撃から細胞膜を守るなどの働きをしています。

欠乏すると活性酸素の攻撃を受けやすくなるほか、疲れやすい、感染症にかかりやすい、免疫力の低下、老化の促進、ガンの危険性などが指摘されています。

セレンは、土壌中に多いミネラルで、穀物や野菜などに含まれるセレンの量は、栽培された土壌にセレンが含まれるかどうかによって左右されます。ただ、魚介類などに含まれるセレンの量は比較的変化が少なく、穀物、野菜、魚介類をよく食べる普通の生活をしていれば、日本人の場合セレン欠乏症はまずないと考えられています。しかし、肉類や加工食品ばかりを多く食べていた場合は欠乏症の心配も出てきます。

セレンはその有用性が発見されてから50年未満と比較的歴史の浅いミネラルですので、不明な点も多く残されており、サプリメントで大量に取ることは避けたほうがよいと考えられます。必要量も少ないので、イワシの丸干しなど、古来からの日本食で取るほうが賢明かもしれません。

○セレンの1日の所要量と多く含まれる食品

セレンの所要量は1日あたり30歳の男性で55μg、女性で45μgとされています。上限は男女とも250μgです。

セレンが多く含まれる自然の食品は、女子栄養大学出版の『ビタミン&ミネラル・バイブル』のデータでは、イワシ生干し(320μg)に圧倒的に多く、そのほかシシャモ(100μg)、本マグロ(88μg)、カツオ(130μg)、シラス干し(210μg)、サンマ(39μg)など魚類全般に多めに含まれます。スジコ(290μg)、ウニ(220μg)などの魚卵類にも多く、豚の内臓肉(腎臓・210μg)などにも多く含まれています。ビール酵母(100μg)にも含まれています。穀物(強化米・58μg)や野菜、適度の魚類を食べていれば、欠乏の心配はまずないと考えられています。ただ、セレンなどミネラルの吸収率は、含まれる数値よりはかなり落ちるとされています。

【マンガン】糖質、脂質、タンパク質の代謝に関係するミネラル

マンガンには、以下のような効果があるといわれています。

①さまざまな酵素の補因子として、糖質、脂質、タンパク質の代謝に関係する
②骨や関節を丈夫にする酵素の働きに必要
③性ホルモンの合成にも関与。生殖腺機能を維持する
④活性酸素を無害化する酵素の材料となる

微量ミネラルのひとつであるマンガンも、糖尿病予防に必要と考えられています。マン

ガンは、大量に服用すると中毒症状を起こしますが、微量ミネラルとしては、人体になくてはならないものなのです。糖質やタンパク質の代謝に働くほか、正常な骨や生殖器の発達を助けるといわれています。糖尿病との関連では、インスリンの合成にマンガンが必要ともされています。動物実験では、マンガンが欠乏すると、成長遅延、運動失調、生殖能力の減退、糖質代謝異常などの症状が起こることが知られています。糖尿病患者の尿中には、マンガンが正常な人より多く流出するという報告もあり、不足しないように取りたいミネラルのひとつです。

マンガンは、やはり穀物、野菜、豆類に豊富に含まれる栄養素なので、それらをよく食べる食事をしていれば、欠乏症は考えられないとされています。しかし、肉類、魚類などの動物性食品にはマンガンが少ないので（ハムなどの肉加工食品にも少ない）、肉類中心の食生活で穀物、野菜食が欠乏していると、マンガンの不足も考えられます。

○マンガンの1日の所要量と多く含まれる食品

マンガンの所要量は1日あたり30歳の男性で4・0mg、女性で3・5mgとなっていて、上限は男女とも10mgとなっています。

多く含まれる自然の食品は、玄米（2・05mg）などで、穀物がよい補給源となります。

精白米は（0・80mg）、胚芽米は（1・53mg）となります。小麦全粒粉（4・02mg）、ソバ全層粉（1・09mg）にも多く含まれますが、食パン（0・24mg）では少なくなります。

豆類では大豆加工品の木綿豆腐（0・38mg）、挽きわり納豆（1・00mg）、野菜では明日葉（1・05mg）、枝豆（0・71mg）、ケール（0・55mg）、ショウガ（4・73mg）、セリ（1・24mg）、ニラ（0・39mg）、パセリ（1・05mg）などにとくに多いですが、そのほかの野菜にも万遍なく含まれています。ゴマ（2・24mg）、落花生（1・56mg）、カボチャ種（4・39mg）など種実類にも豊富です。イモではサツマイモ（0・44mg）に多く含まれます。ビール酵母（1・1mg）にも含まれます。

魚類、肉類、卵類には全体に含有量が少ないので、やはり穀物や豆類、種実類、野菜類がよい補給源となります。これらを適度に取るとよいでしょう。

ビタミン編

ビタミンの働きは多様。生命活動の維持になくてはならない栄養素だ

ここからは、糖尿病に効果的なビタミン類を紹介していきます。ミネラル類も糖尿病改

善に欠かせない栄養素ですが、各種のビタミンもどうしても必要なのです。

体にとっての必要量は、３大栄養素とくらべるとごく微量なのですが、生命活動の維持のためには、必ず一定量を食事から取り入れなければなりません。また、ビタミンは有機質でそれぞれが関連しあっている場合が多いため、特定のビタミンをたくさん取るのではなく、食品からほかの栄養素や、さまざまのビタミン、ミネラル類が一緒に取られたときに、もっともその効果を発揮すると考えられています。

ビタミンにもミネラル同様幾つもの種類があるのですが、大きく二つの種類に分けられます。

ひとつは、ビタミンB群やビタミンCなどの水溶性のビタミン、つまり水に溶けるビタミンです。水に溶ける性質があるため、主に血液中や細胞液の中に存在して活躍するビタミンです。

必要量以上に摂取しても、過剰な分は尿として排出されやすいので過剰症の心配があまりありません。逆に、体にストックしておくこともできにくいビタミンですので、欠乏症の心配が出てきます。ストックしておけないため、毎回の食事で効果的に補給することが必要です。

それに対してもうひとつの種類は、ビタミンAやEのような、脂溶性のビタミン、つまり脂に溶けるビタミンです。そのため主に細胞膜などに存在して、健康を守る働きをしています。脂に溶ける性質上、ある程度ストックできますが、逆に取り過ぎると過剰症の心配も出てくるビタミンです。どのビタミンも必要なのですが、とくに現代人が不足しやすく、また糖尿病とも関係の深いビタミン類を見ていくことにします。

【ビタミンB_1】糖質の代謝に関係するビタミンで、ストレス対策にも必要

ビタミンB_1には以下のような働きがあるといわれています。

①糖質の代謝を促進する
②脳神経や、末梢神経の働きを調節してバランスを正常に保つ
③肉体疲労の回復に必要
④精神を安定させる

ビタミンB_1は、水溶性のビタミンで糖質の代謝に関係し、糖質を効率よく利用するためには欠くことのできないビタミンです。そのため、糖尿病対策としても欠かせません。

ビタミンB_1は、B群のビタミンのひとつとして働きます。B群というのは、ビタミンB_1

やB_2、B_6、B_{12}、葉酸など全部で8種類のビタミンのことで、総称してビタミンB群と呼ばれています。

なぜB群と呼ばれるかというと、それは、これらのビタミン類が相互に関連しあって、あるいは共通の機能を持って働いているからです。B群共通の機能とは、補酵素としての働きです。

栄養素の代謝や体内での再合成、ホルモンの製造や不要物の排出など、生命の維持に欠かせない化学反応の元になっている物質が酵素です。人の活動は、酵素抜きには考えられませんが、その酵素の働きを補う、補酵素として働くのがミネラルとビタミン、とくにビタミンB群なのです。

ビタミンB_1が不足すると、うまくブドウ糖が代謝されませんから、筋肉がエネルギー不足に陥り、疲れる原因になります。また、脳はブドウ糖を唯一のエネルギー源としているため、B_1が欠乏すると精神の安定や、脳の働きにも影響が出やすくなります。

ビタミンB_1欠乏による代表的な病気は脚気です。脚気はB_1欠乏による神経障害の一種です。現代になって、脚気はもうない病気といわれていたのですが、また最近は脚気患者が増える傾向にあります。それは、ビタミンB_1は小麦や玄米などの未精製穀物の胚芽部分、豆類などに多いのですが、精白米、うどん、白いパンなどを主食としていると、B_1摂取量がかなり少なくなると考えられるのです。

さらに、ジュースやお菓子、清涼飲料水、アルコールには、糖質は多くてビタミンB_1はほとんど含まれていません。そのような糖質飲料の多飲は、ストックしているB_1を体内での代謝に使い切ってしまいます。

また、ビタミンB_1には中枢神経の働きを安定させたり、脳へエネルギーを供給して精神を安定させる作用もあるので、ストレスを緩和するためにも必要なビタミンです。

アルコールをよく飲む人、インスタント食品・加工食品をよく食べる人、甘いものが好きな人、喫煙者、肉体を激しく使う人、精神的あるいは肉体的ストレスの多い人、疲れやすく、全身に倦怠感を感じている人などはとくに意識してビタミンB_1を摂取する必要があります。

○ビタミンB_1の1日の所要量と多く含まれる食品

ビタミンB_1の1日の所要量は30歳の男性で1・1㎎、女性で0・8㎎となっています。上限はとくに設定されていません。水溶性なので多く取った分は尿として排出されます。加熱調理、化学物質によって失われやすい性質があります。

ビタミンB_1の多く含まれる自然の食品は、穀物では玄米（0・41mg）、胚芽米（0・23mg）ですが、炊いてご飯にするとかなり失われます。ソバ全層粉（0・46mg）、大豆（0・83mg）には多いのですが、これも加工品の木綿豆腐（0・07mg）になると少なくなります。

ゴマ（0・95mg）、松の実（0・63mg）、落花生（0・85mg）などの種実類、野菜では枝豆（0・31mg）、菜の花（0・16mg）、ニンニク（0・19mg）、モロヘイヤ（0・18mg）などに含まれるほかは、あまり多く含まれていません。

キノコではエノキタケ（0・24mg）、マイタケ（0・25mg）、ヒラタケ（0・40mg）、海草では焼き海苔（0・69mg）、干しヒジキ（0・36mg）などに多く含まれます。キノコはカロリーも低く、食物繊維も多いので、糖尿病にはお勧めの食べ物。

また魚介類ではイクラ（0・42mg）、サケ（0・15mg）、焼きサバ（0・22mg）などに多く、肉類では豚肉（もも肉で0・90mg）に多く含まれています。そのほか、ビール酵母（13mg）にも多く含まれています。

※自然の食品で補給するのがよいのですが、どうしてもサプリメントで補給する場合は、「ビタミンB群」のサプリメントと呼ばれる、B群をバランスよく含んでいるサプリメン

トがよいでしょう。

【ビタミンB_2】脂質、さらには過酸化脂質の分解に関係するビタミン

ビタミンB_2には以下のような効果があるといわれています。

①糖質やタンパク質、とくに脂質の代謝に関係する
②眼の健康を守る働きがある
③口の粘膜や皮膚を健康に保つ働きがある
④体の成長促進に欠かせない

「糖尿病になるリスクが高い人は、40歳以上で太っている人、ほとんど運動をしない人、また近い血縁者に糖尿病患者がいる人などとされています。食事で気をつけたいのは動物性脂肪の取り過ぎを抑えることと、お菓子などの甘いもの、缶コーヒーや缶ジュースなどを極力止めることです。一方で、充分なビタミン、ミネラル類を補給すること。必要な栄養素は多いのですが、糖尿病予備軍といわれたり、糖尿病といわれた場合、動脈硬化を予防する意味でも、ビタミンB_2の摂取が必要です」と新田医師は話します。

ビタミンB_2は多くの栄養素の代謝に関係し、成長の促進に欠かせないビタミンです。そ

のため、妊娠した女性や成長期の子供は、より多くのB2が必要になります。また、皮膚や目の健康を保つことにも必要で、肌をきれいに保つことから、美容によいビタミンともいわれています。

糖尿病との関連でビタミンB2がとくに重要なのは、B2が脂質の分解に関わるビタミンであること。なかでも、動脈硬化の原因といわれる過酸化脂質の分解に威力を発揮する点です。

動脈硬化の起こる原因にはいろいろあるのですが、一番大きな原因のひとつが、活性酸素の攻撃により、細胞膜が酸化してしまうことです。細胞膜が酸化してしまうと、腐った脂のようになって、使い物にならなくなってしまうのです。

人の細胞膜はリン脂質と呼ばれる脂肪でできています。そのリン脂質は、横にたくさん繋がる形で細胞をグルリと取り囲み、細胞膜を形成しています。その所々にタンパク質が埋め込まれて細胞膜を強化していて、さらにイオンポンプや、インスリンレセプターなどさまざまの栄養素の取り込み口、排出機能などが備わっています。

活性酸素は、酸素を取り入れて行なう生命活動上どうしてもできてしまう副産物なのですが、攻撃力が強く、細胞膜のリン脂質のいくつかが活性酸素の攻撃を受けて酸化すると、過酸化脂質と呼ばれる物質になります。そして、一つのリン脂質が酸化すると、次々に連鎖反応的に隣のリン脂質、隣のリン脂質と酸化させてしまうのです。

そうなると、やがて細胞膜が破壊され、DNAが傷つけられて、ガンなどの悪性腫瘍細胞を生み出す元になると考えられています。ですから、活性酸素の攻撃をいかに防ぐかが、現在盛んに考えられている予防医学の中心になっています。

糖尿病との関連でも、細胞膜が傷つくことは、インスリンレセプターの感受性を鈍らす要因になると考えられています。

ビタミンB_2の働きのひとつは脂質の分解ですが、酸化されてしまった過酸化脂質を分解する働きもあるとされています。過酸化脂質が増えると、細胞膜がもろくなり崩れやすくなりますが、血管の細胞で過酸化脂質が増えると、血管が弱くなるばかりでなく、そこにコレステロールなどが沈着して、動脈硬化を引き起こす元になります。

糖尿病の重大な合併症に、動脈硬化がありますが、視力の落ちる網膜症、腎臓の機能が低下する腎症も動脈硬化と関係があります。また、脳梗塞や心筋梗塞などの突然死においても、動脈硬化がひとつの原因となります。

糖尿病になると、動脈硬化が普通よりも早く進行するため、いろいろな病気のリスクが高まるのです。糖尿病合併症のリスクを減らし、動脈硬化を予防するためにも、ビタミンB_2はしっかり取りたい栄養素です。

○ビタミンB_2の1日の所要量と多く含まれる食品

ビタミンB_2の所要量は1日あたり30歳の男性で1・2mg、女性で1・0mgとされています。上限はとくに設定されていません。

ビタミンB_2が多く含まれる自然の食品はいろいろありますが、脂質を含む食品に多い傾向があります。しかし、糖尿病や動脈硬化予防のためには、脂質を多く含まない食品で取るほうがより適しています。なかでも、キノコ類がお勧めの食品です。脂質を含まず、カロリーが極端に低く、食物繊維も多いので、いくら食べても太りません。

しかもビタミンB_2が多く、過酸化脂質の分解には最適で、免疫力を高める力もあり、ガンなどの予防にも効果を発揮するといわれています。

キノコ類は全般にビタミンB_2の含有量が多いのですが、なかでもホンシメジ（0・50mg）、味シメジなどとして売られているヒラタケ（0・40mg）、マイタケ（0・49mg）、に多く含まれています。

穀物、イモ類には含有量が少なく、豆類も加工すると少なくなるのですが、納豆（0・

56mg）には含有量も多く、血栓を溶解する作用もあるのでお勧めです。菜の花（0・28mg）、ニラ（0・13mg）、ダイコン葉（0・16mg）、モロヘイヤ（0・42mg）に比較的多く含まれるほかは、野菜類には全般にそれほど含まれません。

魚介類ではイワシ（0・36mg）、サケ（0・21mg）、イクラ（0・55mg）、サバ（0・28mg）、サンマ（0・26mg）、シシャモ（0・25mg）、ホタテガイ（0・29mg）、ズワイガニ（0・60mg）などに多く含まれます。

肉類では豚もも（0・19mg）など、全般に含まれますが、とくにレバー（3・60mg）には多く含まれています。鶏卵（0・43mg）にも多めに含まれます。チーズ類（ナチュラルチーズで0・42mg）にもB_2は豊富です。ビール酵母（3・0mg）にも含まれています。

【ナイアシン】B群のひとつ、お酒をよく飲む人に欠かせないビタミン

ナイアシンには以下のような効果があるとされています。

①糖質、脂質、タンパク質の代謝に必要
②性ホルモンやインスリンの合成に関与する

③神経の働きを正常に保つ
④皮膚の機能や、血液循環を正常に保つ
⑤アルコールの代謝に必要

ナイアシンもB群のビタミンのひとつです。糖質、脂質、タンパク質など広範囲な代謝に関わり、食べ物をエネルギーに変えるには、なくてはならない働きをします。アルコールを分解するにも不可欠のビタミンですので、お酒を多く飲む人は、それだけ多くナイアシンが必要になってきます。

また、性ホルモンや副じん皮質ホルモンなど、ホルモンの合成にも必要な栄養素とされています。さらに、神経のビタミンともいわれ、不足すると不安や、うつ状態が起きやすいといわれています。血液の循環をよくしたり、皮膚を生き生きと健康に保つ働きもあるとされています。

糖尿病との関連では、糖質をはじめ各種の代謝に関わるほか、インスリンの合成に関与したり、コレステロールや中性脂肪を低下させることでも、糖尿病予防に有効に作用すると考えられます。

自然の食品では、魚類、肉類、豆類に多く含まれています。タンパク質に含まれる必須アミノ酸の一種であるトリプトファンを材料にして体内でも合成されるので、普通に食事をしていれば、日本人ではまず不足はしないと思われています。

ところが問題はお酒をよく飲む人です。ナイアシンはアルコール代謝に必要といいましたが、アルコールを分解するアルコール脱水素酵素と、アルコールの代謝産物で、二日酔いのもとであるアセトアルデヒドを分解するアルデヒド脱水素酵素は、ともにナイアシンを補酵素として働きます。そのため、毎日一定量以上飲む人には、ナイアシン欠乏状態ということも危惧されるのです。

お酒の飲み過ぎが糖尿病を悪化させたり、各種生活習慣病のもとにもなりますが、ひとつにはナイアシン不足ということも考えられるのです。ほかにも、インスタント食品の多食や、加工食品に偏った食事内容でも、ナイアシンが不足する恐れがあります。

ただ、サプリメントで大量に取ることは勧められません。アメリカなどの研究では、サプリメントでかなり大量のナイアシンを取ると、逆に体の糖代謝能力を妨げ、糖尿病を悪化させる危険もあるといわれています。自然の食品から取る場合は、取り過ぎになることはまずあり得ません。血糖値が気になりながらも、ストレスの解消などで適量のアルコールを楽しむ場合（糖尿病にまだなる前の人）は、おつまみで、あるいは普段の食事でしっかりナイアシンを摂取したいものです。
そして、どうしてもサプリメントで取る場合は、B群がバランスよく配合された「複合Bビタミン」の形で補給するのがよいと思われます。

○ナイアシンの1日の所要量と多く含まれる食品

ナイアシンの所要量は1日あたり、30歳の男性で16㎎、女性で13㎎とされています。上限は男女とも30㎎です。

穀物では玄米（6・3㎎）に多く、ソバ全層粉（4・5㎎）にも多いのですが、ソバの場合は茹でると水に溶け出し、少なくなります。イモ類ではサトイモ（1・0㎎）、ジャガイモ（1・3㎎）に多めに含まれます。

豆では納豆（1・1㎎）、枝豆（1・6㎎）、グリーンピース（2・7㎎）に多く、ゴマ（5・1㎎）にも含まれますが、落花生（17・0㎎）にはとくに豊富に含まれ、よいナイアシンの補給源になります。

野菜類ではカボチャ（1・5㎎）、小松菜（1・0㎎）、シシトウガラシ（1・4㎎）、タラの芽（2・5㎎）、菜の花（1・3㎎）、モロヘイヤ（1・1㎎）などに多く含まれます。またキノコにも、エノキタケ（6・8㎎）、生シイタケ（3・8㎎）、本シメジ（9・

0㎎）、ヒラタケ（10・7㎎）、マイタケ（9・1㎎）などに多く含まれており、よいナイアシンの補給源になります。

焼き海苔（11・7㎎）にも比較的多く、魚には全般に多いのですが、カツオ（19・0㎎）にはとくに多く含まれています。イワシ（8・2㎎）、メザシ（10・3㎎）、サバ（10・4㎎）、サンマ（7・0㎎）、クロマグロ（14・2㎎）などに多く含まれます。ビール酵母（40・8㎎）にも多く含まれています。

【ビタミンB6】インスリンの必要量を減らすビタミン

ビタミンB6には、以下のような効果があるとされています。

①神経の働きを安定させる
②タンパク質、脂質の代謝に関係する
③神経伝達物質GABA（ギャバ）の生成に必要
④妊娠中のつわりの軽減や、月経前症候群の症状緩和に有効
⑤インスリンの生成を助ける

「ビタミンB6にはインスリンの必要量を減らす作用があるという説もあり、糖尿病の予防

のためにも必要なビタミンです」と新田医師はいいます。

ビタミンB6はほかのB群のビタミンと同じように水溶性で、多く取った分は体外に排出されるので、過剰症の心配はないとされています。タンパク質や脂質の代謝に関係するビタミンですので、よく食べる人には欠かせません。動脈硬化の予防にも効果があるとされています。

また、ビタミンB6は神経とも関係の深いビタミンで、ビタミンB6が欠乏すると、神経過敏やめまい、不眠なども起きやすくなります。それは、ビタミンB6が神経伝達物質の生成にも関わるためです。

神経伝達物質には、興奮を伝えるタイプの伝達物質と、興奮を鎮めるタイプの伝達物質の二つがありますが、ビタミンB6は興奮を鎮めるタイプの神経伝達物質、GABAの生成に関わります。B6が不足するとGABAの生成が滞り、充分なリラックスが得られないばかりか、ひどくなると手足にけいれんが起こる場合もあります。

ビタミンB6はビタミンB2と関係が深く、ビタミンB2が欠乏していると、ビタミンB6の利用も制限されます。

女性の妊娠中に糖尿病によく似た症状が現われますが、そのような場合もビタミンB6を多めに取ることで症状が改善することが知られています。妊娠中の女性は、通常の6倍ものB6が必要といわれていて、つわりの原因のひとつもビタミンB6で解消すると考えられています。さらに、女性の月経前不定愁訴にも、ビタミンB6が有効といわれています。ピル（経口避妊薬）を飲んでいる場合も、ビタミンB6の必要量が増します。さらに男性も女性も、よくアルコールを飲む人にB6が必要です。脂肪を分解する作用があり、脂肪肝の予防に効果的なのです。

○ビタミンB6の1日の所要量と多く含む食品

ビタミンB6の所要量は1日あたり30歳の男性で1・6mg、女性で1・2mgとされています。摂取量上限は男女とも100mgとなっています。

ビタミンB6を多く含む自然の食品は、ニンニク（1・50mg）で、圧倒的に多く含まれます。

穀物では玄米（0・45mg）、5分つき米（0・28mg）、ソバ全層粉（0・30mg）など、そのほか、納豆（0・24mg）、ゴマ（0・60mg）、落花生（0・46mg）などにも含まれています。

野菜ではアサツキ（0・36mg）、カリフラワー（0・23mg）、シシトウガラシ（0・

39mg）、タラの芽（0・22mg）、菜の花（0・26mg）、ブロッコリー（0・27mg）、モロヘイヤ（0・35mg）などに含まれています。

魚介類ではアジ（0・40mg）、イワシ（0・44mg）、カツオ（0・76mg）、サケ（0・64mg）、サバ（0・51mg）、サンマ（0・51mg）、ミナミマグロの赤身（1・08mg）などに多く含まれています。

肉類では、鶏のささ身（0・66mg）に多く、焼き海苔（0・59mg）、ビール酵母（2・9mg）にもB_6は多く含まれます。

【ビタミンB_{12}】造血作用に関係するビタミン。完全菜食では不足も

ビタミンB_{12}には以下のような効果があるといわれています。

①赤血球、白血球の生産に関与し、悪性貧血を防ぐ
②DNAなど遺伝子の合成に必要
③中枢神経、抹消神経の正常化に役立つ
④エネルギーの生産を促進して、抗疲労剤として働く

ビタミンB_{12}は植物性食品にはほとんど含まれず、海苔などの例外を除いて、動物性食品

のみに含まれていますから、完全な菜食主義の人は不足しないように注意が必要です。ただ、必要量はそれほど多くありません。

ビタミンB_{12}が欠乏した場合、一番心配なのは悪性貧血です。昔は鉄欠乏の貧血しか知られていませんでしたので、ビタミンB_{12}欠乏による貧血の理由がわからず、悪性貧血と呼ばれたのです。しかし、今はビタミンB_{12}は、葉酸と協力して赤血球の合成に関わることがわかっていて、不足すると貧血の元になります。

また、DNAなどの合成に必要で、ほかにもエネルギー生産に関わる作用もあるので、不足すると疲れやすくなることが知られています。そして、神経とも関係が深く、記憶力を高めるなどの効果があるとされています。逆に不足すると、無気力、憂うつ感が現われるとも考えられています。

○ビタミンB_{12}の1日の所要量と多く含まれる食品

ビタミンB_{12}の所要量は1日あたり、30歳の男女とも2・4μgとされています。上限はとくに設定されていません。

ビタミンB_{12}は、シジミ（62・4μg）、アサリ（52・4μg）など貝類に多く含まれます。野菜類、穀類、イモ類、種実類、果物類には含まれませんが、焼き海苔（57・6μg）

に例外的に多く含まれます。植物性食品では南米原産の藻類であるスピルリナにも、製品によって違いはありますが、多めに含まれるとされています。

そのほか魚介類では、イワシ（9・5μg）、カツオ（8・4μg）、イクラ（47・3μg）、サバ（10・6μg）、サンマ（17・7μg）、シシャモ（7・5μg）、タラコ（18・1μg）、ミナミマグロ赤身（2・2μg）、サケ（5・9μg）などに多く含まれています。

豚レバー（25・2μg）などの内臓類にも多めに含まれています。これら魚介類を適度に食べていれば不足の心配はないと考えられます。

【葉酸】細胞の合成に必要。植物に多い栄養素

葉酸には以下のような効果があるといわれています。

①赤血球の合成に必要
②タンパク質とDNAの合成に関与し、体の細胞分裂に必要
③脳の神経系の働きを正常に保つ
④肝臓の働きを助け、胃腸、皮膚の健康を維持する

葉酸は、ビタミンB_{12}とは逆に動物性の食品には含有量が少なく、もっぱら植物性の食品に多く含まれる栄養素です。主に、ビタミンB_{12}と協力して赤血球の合成に働くほか、DNAの合成にも関わり、細胞の新生に必要です。そのため、胃腸の粘膜や肝臓の細胞など、とくに細胞分裂が激しい部位では葉酸が多く必要となります。不足すると細胞分裂が滞り、胃かいようなどになりやすくなると考えられています。

妊娠中の女性も、胎児が激しく細胞分裂を繰り返すため、その分葉酸が多く必要とされています。不足すると胎児の成長にも障害が出る恐れがあるといわれているので、妊娠中はとくに注意が必要です。

さらに、葉酸には血液中の含硫アミノ酸であるホモシステインの濃度を下げる効果があり、高血圧、動脈硬化、心臓病予防に有効とされています。肝臓などの健康を維持し、動脈硬化を予防、血管細胞の新生を助ける観点から、糖尿病や合併症の予防にも必要な栄養素と考えられます。

○葉酸の1日の所要量と多く含まれる食品

葉酸の所要量は1日あたり30歳の男女とも200μgとされています。上限は同じく男女とも1000μgとされています。

葉酸を多く含む自然の食品は、穀類には比較的少なく、玄米（27μg）、精白米（12μg）、ソバ全層粉（51μg）などです。種実類のヒマワリの種（280μg）に多く含まれ、ゴマ（93μg）、カボチャ種（79μg）にも含まれます。豆類にも多いのですが、大豆（230μg）は、加工品になると木綿豆腐（12μg）、納豆（12μg）と少なくなります。

野菜類には全般に多く含まれますが、アサツキ（210μg）、アスパラガス（190μg）、枝豆（320μg）、オクラ（110μg）、京菜（140μg）、小松菜（110μg）、シュンギク（190μg）、タラの芽（160μg）、菜の花（340μg）、ニラ（100μg）、ニンニク（92μg）、葉ネギ（110μg）、野沢菜（110μg）、白菜（61μg）、ブロッコリー（210μg）、ほうれん草（210μg）、メキャベツ（240μg）、レタス（73μg）、キャベツ（78μg）などに多く含まれます。

果物、キノコ類には全体に少なめですが、海藻類には焼き海苔（1900μg）にとくに多く含まれています。

魚介類ではイクラ（100μg）に多く、肉類では豚レバー（810μg）など、レバーに多く含まれます。ビール酵母（900μg）にも含まれます。

【ビタミンC】もっとも強力な抗酸化物質のひとつで、コラーゲンの生成にも必要なビタミン

ビタミンCには以下のような働きがあるとされています。

①細胞の結合組織であるコラーゲンの生成を助け、血管や皮膚、骨、粘膜などを再生し、丈夫に保つ
②強力な抗酸化ビタミンとして作用する
③ストレスに対抗する副じん皮質ホルモンの機能を助ける
④免疫機能を高め、ガン予防にも効果がある
⑤血液中の悪玉コレステロールの値を下げる
⑥シミの元になるメラトニンの生成を抑える
⑦腸管からの鉄分の吸収を促進する

「ビタミンCは代表的な抗酸化ビタミンで、さまざまな生活習慣病の予防に必要ですが、糖尿病対策としても効果を発揮するビタミンです」と、新田医師はいいます。

多くの生活習慣病の原因と考えられている活性酸素は、さまざまな原因によって発生します。体内でエネルギーを作る過程でやむを得ず産出される分もあるのですが、紫外線や、排気ガスなどの環境汚染物質、タバコ、医薬品、ストレスなどの外的要因によっても大量

に活性酸素が発生します。そのため、現代の生活は昔に比べてはるかに多くの、酸化的ストレスにさらされているといっても過言ではないのです。それに対抗するためには、抗酸化ビタミンといわれるビタミン、そしてミネラル類を不足しないように補っていくことが必要となります。

「糖尿病との関連では、ひとつには細胞膜が活性酸素に攻撃されてダメージを受けることが問題です。そうすると、細胞膜についているブドウ糖を取り込むための装置や、インスリンレセプターも当然ダメージを受けるため、インスリンの効きが悪くなるのです」(新田医師)

ビタミンCは水溶性のビタミンで、おもに血液中に流れて存在し、活性酸素を無害化することに威力を発揮します。その必要量は、かつては1日50㎎といわれていましたが、平成11年の日本人の栄養所要量の改定で、1日100㎎に改められました。厚生労働省の改定でも、その必要量が2倍に増えているのですが、健康のためにはもっと取ったほうがよいという意見も多く存在しています。

厚生労働省の所要量では、ビタミンCの摂取許容量の上限を設けていませんが、米国科学アカデミーの報告などもあり、食べ物と補助剤を合わせて1日2000㎎ぐらいまでが上限としてよいのではないかと考えられています。

環境やストレス、喫煙の有無などの度合いにより、ビタミンCの必要量は各人によって異なってきます。ビタミンCは水溶性なので、ある程度多く取っても尿中に排出され、副作用の害はほとんどないとされています。そのため、自然の食品から取ることができればそれに越したことはありませんが、ビタミンCに関しては、必要な人は上質のサプリメントで取ることも勧められます。

血液中のビタミンCは3時間ほどしか有効な抗酸化力を発揮しないとされるため、一度に大量に取るよりも、1日何回かに分けて取ったほうが効果的です。

ビタミンCが不足するとコラーゲンの生成が滞るため、毛細血管が弱くなり、歯茎の出血なども起こりやすくなります。アレルギーやストレス症状と関係の深い副じん皮質ホルモンの分泌を正常に保つ働きもあります。

○ビタミンCの1日の所要量と多く含まれる食品

ビタミンCの所要量は1日あたり30歳の男女とも100㎎とされています。上限は日本ではとくに設定されていません。

ビタミンCは野菜、果物、イモ類に多く、野菜では明日葉（41㎎）、枝豆（27㎎）、カブ葉（82㎎）、カボチャ（43㎎）、カリフラワー（81㎎）、京菜（55㎎）、小松菜（39㎎）、大根葉（53㎎）、菜の花（130㎎）、パセリ（120㎎）、青ピーマン（76㎎）、赤ピーマン（170㎎）、ブロッコリー（120㎎）、ほうれん草冬採り（60㎎）、モロヘイヤ（65㎎）、レンコン（48㎎）、キャベツ（41㎎）。果物ではアセロラ（1700㎎）、ミカン（32㎎）、甘柿（70㎎）、キウイフルーツ（69㎎）、ネーブル・オレンジ（60㎎）、グァバ（220㎎）、グレープフルーツ（36㎎）、はっさく（40㎎）、レモン（100㎎）などに多く含まれています。イモ類では、サツマイモ（29㎎）、ジャガイモ（35㎎）に比較的豊富に含まれています。また、焼き海苔（210㎎）にも意外と多く含まれます。

【ビタミンE】細胞膜にあって酸化を防ぐ。老化防止のビタミンと呼ばれる

ビタミンEには以下のような働きがあるとされています。

①細胞膜などを活性酸素の攻撃から守る
②毛細血管を拡張し、血行をよくする
③生殖器官を正常に保ち、流産を予防する
④動脈硬化を予防する

⑤神経障害を予防する

昔からカボチャは糖尿病の特効薬といわれてきました。カボチャにはインスリンの分泌を促す作用があるともいわれているのですが、しかし、カボチャに含まれる豊富な抗酸化ビタミン、とくにビタミンEの作用によるところが大きいのではないかとも推察されます。「ビタミンEは代表的な脂溶性の抗酸化ビタミンです。水溶性抗酸化ビタミンの代表であるビタミンCは主に血液中などに含まれますが、Eは臓器や血管、筋肉などの細胞膜に含まれ、活性酸素の攻撃から細胞を守る働きをしています」と新田医師はいいます。

そのため、細胞膜に存在するインスリンレセプターや、ブドウ糖を取り込むための装置を活性酸素から守ることができ、糖尿病の予防、症状の改善に効果があると考えられるのです。

また、血液中では脂肪分やコレステロールなどを運搬するリポタンパクを、やはり活性酸素の攻撃から守る働きをしています。脂肪分などが酸化されると過酸化脂質となり、動脈硬化などの原因になります。ビタミンEには、コレステロールなどの酸化を防いで動脈硬化を予防するほか、血管自体の細胞を守る働きもあるため、血管をしなやかに保つためのビタミン、若返りのビタミンなどとも呼ばれています。動脈硬化の予防のためにも不足しないように取りたいものです。

○ビタミンEの1日の所要量と多く含まれる食品

ビタミンEの所要量は1日あたり30歳の男性で10㎎、女性で8㎎とされています。上限は600㎎です。

穀物では胚芽部分に含まれるため、玄米（1・3㎎）、5分つき米（0・8㎎）には含まれますが、精白米にはほとんどありません。イモ類ではサツマイモ（1・6㎎）、ヤツガシラ（1・0㎎）に含まれ、豆では大豆（3・6㎎）、大豆製品の木綿豆腐（0・6㎎）、納豆（1・2㎎）にも含まれます。

種実類にはアーモンド（31・2㎎）、ゴマ（2・4㎎）、ヒマワリ種（12・6㎎）、落花生（10・9㎎）に多く含まれます。

野菜ではアサツキ（1・1㎎）、明日葉（2・8㎎）、アスパラガス（1・5㎎）、枝豆（1・5㎎）、カブ葉（3・2㎎）、カボチャ（5・1㎎）、京菜（1・8㎎）、ケール（2・4㎎）、シシトウガラシ（1・3㎎）、大根葉（3・8㎎）、とんぶり（4・7㎎）、菜の花（3・0㎎）、ニラ（2・6㎎）、ニンニク（0・5㎎）、パセリ（3・4㎎）、赤ピーマン（4・3㎎）、ブロッコリー（2・5㎎）、ほうれん草（2・1㎎）、モロヘイヤ

（6・6mg）、サラダ菜（1・6mg）、果実のアボカド（3・4mg）、藻類の焼き海苔（4・6mg）などに多く含まれています。

魚介類ではウルメイワシ（1・6mg）、子持ちガレイ（2・9mg）、コイ（2・0mg）、サケ（1・2mg）、イクラ（9・1mg）、サバ（0・9mg）、サンマ（1・3mg）、シシャモ（0・8mg）、天然マダイ（1・0mg）、スズキ（1・2mg）、タラコ（7・1mg）、トビウオ（2・3mg）、ニシン（3・1mg）、ハモ（1・1mg）、ブリ（2・0mg）、ミナミマグロ赤身（1・0mg）、生カキ（1・2mg）、シジミ（1・6mg）、甘エビ（3・4mg）、ズワイガニ（2・1mg）、スルメイカ（2・1mg）、マダコ（1・9mg）、ウニ（3・6mg）、ホヤ（1・2mg）などに多く含まれます。鶏卵（1・1mg）にも含まれています。

【β・カロチン】ビタミンAに変化するほか、それ自体でも強い抗酸化力を持つ

β・カロチンには以下のような効果があるとされています。

①β・カロチンのままで抗酸化力があり、生活習慣病を予防する
②皮膚や胃腸などの粘膜を健康に保つ
③視力を正常に保つ

④免疫機能を維持する

β・カロチンはニンジンなどの緑黄色野菜に多く含まれる成分で、体の中で必要に応じてビタミンAに変化する栄養素です。β・カロチンのままでも優れた抗酸化作用を発揮し、動脈硬化をはじめとする生活習慣病の予防に効果があるとされています。糖尿病やその合併症の予防にも必要です。

また、ビタミンAに変化して、口、喉、鼻、肺、胃、腸、皮膚などの、粘膜が外界に接している部分である上皮細胞を健康に保つ働きがあります。そのため、風邪の予防や、肺からの感染症の予防に効果があり、病気の回復を早くする作用があるとも考えられています。髪、爪、皮膚などを健康に保つためにもよい効果があります。

そして、ビタミンAは眼の健康を守ることと密接な関係にあります。眼の網膜に含まれるドロプシンは、ビタミンAを主成分としています。そのため、ビタミンAが不足すると、暗いところで見えにくくなるなどの夜盲症の症状が出やすくなるのです。

ビタミンAは脂溶性のビタミンですので、サプリメントで取り過ぎると過剰症の心配も出てきます。しかし、β・カロチンとして摂取する場合は、過剰症の心配はまずないので、なるべく野菜からの摂取がお勧めです。

○β・カロチンの1日の所要量と多く含まれる食品

β・カロチンの所要量は定められていませんが、ビタミンA（レチノール）の所要量は30歳の男性で600μg、女性で540μgとされています。上限はどちらも1500μgです。β・カロチンは体内ですべてビタミンAに変化するわけではありませんが、カロチンがレチノールに変化する割合を示すレチノール当量で見てみます。

β・カロチンは色素の一種ですので、穀類、イモ類などにはほとんど含まれません。多いのは緑黄色野菜で、明日葉（880μg）、カボチャ（660μg）、京菜（220μg）、小松菜（520μg）、シソ葉（1800μg）、シュンギク（750μg）、大根葉（650μg）、チンゲンサイ（340μg）、ツルムラサキ（510μg）、菜の花（370μg）、ニラ（590μg）、ニンジン（1500μg）、葉ネギ（310μg）、ほうれん草（700μg）、根ミツバ（280μg）、モロヘイヤ（1700μg）などに多く含まれます。

野菜以外では果実のミカン（170μg）、甘柿（70μg）、藻類の焼き海苔（4600μg）、干しヒジキ（550μg）などにも多く含まれています。

※ビタミンAなどの脂溶性ビタミンの吸収には、油を使った料理がよいといわれています

が、吸収のために必要な油はごく微量で、野菜自体にも含まれており、とくに油を使った料理にする必要はありません。糖尿病や高脂血症、肥満体質の人はなおさら、カロリー過剰、油の過剰になりますから、油料理は極力控えるべきです。

ビタミン以外の栄養素

【EPA】血液をサラサラにして、動脈硬化や心筋梗塞を予防する

ＥＰＡには以下のような効果があるといわれています。

①血液の凝固を防ぎ血栓を予防する
②血液中の中性脂肪とコレステロールの値を下げる
③アレルギーや炎症を抑える
④血液の流れをよくする

ＥＰＡはおもにサバ、イワシなど青背魚の脂に含まれる脂肪酸です。脂肪酸には、肉類などに多く含まれるアラキドン酸と呼ばれる脂肪酸と、青背の魚などに含まれるＥＰＡ、ＤＨＡなどの脂肪酸があります。アラキドン酸などはその構造からｎ‐６系統の脂肪酸と呼ばれ、ＥＰＡなどはｎ‐３系統の脂肪酸と呼ばれています。

血液中に入ったn‐6系統の脂肪酸は、血液を凝固させる方向に作用する脂肪酸です。傷口をふさいだり、細菌などの感染症にかかりにくくする作用がありますが、反面血栓をできやすくする脂肪酸でもあります。

反対にn‐3系統の脂肪酸は血液を凝固させない方向に作用する脂肪酸です。つまり、血液がサラサラになるのです。そのため、血栓や動脈硬化を予防する働きがあるとされています。

この二つの系統の脂肪酸が体内でバランスが取れていると、健康にもよい働きをするのです。ところが、肉類などのn‐6系統の脂肪酸が増えて、それに見合った分量のn‐3系統の脂肪酸が取れていないと、血液が固まりやすくなったり、免疫力が低下して、アレルギーやガンなどを引き起こす可能性を高めるといわれています。

現代の食事はかつてにくらべて、揚げ物やサラダ油などの使用が多いのですが、コーン油やヒマワリ油なども系統としてはn‐6系統の脂肪酸を多く含んでいます。一時ほど、リノール酸が体によいといわれなくなったのも、n‐6系統の脂肪酸が多いからなのです。

n‐6系統、n‐3系統どちらも必須脂肪酸で必要なのですが、現代の食生活は、n‐6系統に偏り気味なことが問題なのです。ただ、青背の魚でも、糖尿病が気になる人にはカロリーが過剰になる場合もありますから、取り過ぎには注意も必要です。

○EPAの1日の所要量と多く含まれる食品

1日の所要量はとくに定められていません。多く含まれる自然の食品は、イワシ、サバ、サンマ、カツオ、ブリなどの青背の魚です。また、マダイやカレイ、コイ、ヒラメ、アジなどにも多く含まれます。魚が苦手という人には、スジコ、タラコにもEPAが豊富で、焼き海苔やシジミ、アサリ、イカにも含まれています。

【食物繊維】糖質の吸収を抑えて、血糖値の急激な上昇を阻止する

食物繊維には以下のような作用があるといわれています。

①胃、腸など消化管の流れをよくし、便秘を解消する
②胃や腸で消化されず、腸内細菌のエサとなり、腸内環境を善玉菌優勢にする
③余分なコレステロールの再吸収を阻害する
④腸内の毒素を流し、腸内細菌の状態を整えることで免疫力をアップする
⑤肥満の防止

糖尿病が気になる人は、なるべく食事のときに食物繊維の多い野菜や海藻類を取り、さ

らに、穀物をなるべく未精製の穀物にすると効果が高くなります。精白したお米などの糖質は急激に吸収されて血糖値を上げますが、玄米や5分づき米などは繊維が多い分、分解に時間がかかり、血糖値の上昇がゆるやかになるのです。そして、未精製穀物には糖質を代謝するビタミンB_1や亜鉛、そのほかのビタミン、ミネラル類も豊富で、栄養素の消費を促進することにも有効です。

また、繊維の多いものを食べると、胃や腸で吸収されないために便のカサを増して、便秘の予防に効果的です。便秘が続くと、腸内で食べた物が腐敗して毒素を発生させます。その毒素の一部が腸管から吸収されて体内に入ると、さまざま障害が出ると考えられています。便秘は健康の大敵なのです。

食物繊維は腸内細菌のエサになるので、ビフィズス菌などの腸内善玉菌を増やすことにも効果的です。善玉菌が増えると免疫力などが高まるとされ、逆に繊維が不足してタンパク質などの腐敗物が増えると、ウェルシュ菌などの悪玉菌が増加して、免疫力が低下します。腸内の状態を正常に保つためにも、食物繊維はぜひとも多く取りたい栄養素なのです。

食物繊維の少ない食事は相対的にカロリーが高い物が多く、脂肪分などの吸収率も高まるので肥満の原因にもなります。肥満は糖尿病の大敵。糖尿病患者の多くは、過去に肥満であったというデータもあるほどです。

とくにお腹を中心に内臓に脂肪がついて太るタイプが、「リンゴ型肥満」と呼ばれて危険視されています。それに対して、お尻などの下半身が太るタイプは「洋ナシ型肥満」と呼ばれ、女性に多いタイプですが、比較的生活習慣病との関連は薄いとされています。

肥満を計る目安にはいろいろありますが、最近は国際的な指数としてBMI（ボディ・マス・インデックス）が、一般的に取り入れられています。それは、体重を身長の2乗で割った数字で見る方法です。たとえば、身長170cmで、体重60kgの人は、60÷（1・7×1・7）＝20・76となります。自分で計ってみて、この数字が、20未満である場合は「やせ」、20〜24未満が「普通」、24以上26・5未満が「太り気味」、それ以上が「太り過ぎ」の目安となっています。太り気味以上と出た場合は、運動と食事に気をつける必要があります。

もっと簡単な目安としては、20代の前半よりも体重が10％以上（5〜6kg）増えると太り気味と考えられます。

○食物繊維の1日の所要量と多く含まれる食品

食物繊維の1日あたりの所要量はとくに定められていません。

食物繊維には水溶性の食物繊維と不溶性の食物繊維があり、働きも多少違いますが、ここでは総量で見てみます。

穀物では、押麦（9・6g）、小麦全粒粉（11・2g）、玄米（3・0g）、5分つき米（1・4g）と未精製穀物には多いのですが、精白米（0・5g）、市販食パン（2・3g）と、精製すると少なくなります。イモ類では、生いもコンニャク（3・0g）、サツマイモ（2・3g）、サトイモ（2・3g）などに含まれます。豆には全般に多く、小豆（17・8g）、大豆（17・1g）、加工品の納豆（6・7g）にも多く含まれます。ゴマ（10・8g）、落花生（7・4g）などにも多く、野菜類では明日葉（5・6g）、枝豆（5・0g）、オクラ（5・0g）、京菜（3・0g）、シュンギク（3・2g）、タラの芽（4・2g）、菜の花（4・2g）、ニンニク（5・7g）、パセリ（6・8g）、ブロッコリー（4・4g）、メキャベツ（5・5g）、ゴボウ（5・7g）などにとくに多く含まれますが、野菜類には全般に含まれます。

キノコ類にも全般に多く、エノキタケ（3・9g）、乾燥キクラゲ（57・4g）、干しシイタケ（41・0g）、ナメコ（3・3g）などに多く含まれます。

海藻類では、焼き海苔（36・0g）、昆布（27・1g）、干しヒジキ（43・3g）、乾燥ワカメ（32・7g）などが、よい食物繊維の補給源になります。魚介類、肉類には食物繊維は含まれていません。

【硫化アリル（タマネギ）】昔から糖尿病の特効薬といわれるタマネギに多く含まれる

硫化アリルには以下のような効果があるといわれています。

①ビタミンB_1の効果を高め、疲労回復によい
②血液の凝固を防ぎ、サラサラにする
③動脈硬化を予防
④血糖値を低下させる

昔から西洋、中近東、そして東洋でもタマネギは血糖値を下げる食べ物として、糖尿病の治療などに大いに用いられてきました。有効成分はいろいろとあるのですが、効果のひとつに、タマネギやネギなどの独特の匂いの元である硫化アリルがあると考えられています。

硫化アリルには血液をサラサラにして動脈硬化を予防する効果があるほか、一緒に食べたビタミンB_1の効力を持続させる働きがあり、糖質の分解に威力を発揮します。そのため、

糖尿病に有効と考えられています。

タマネギやニンニク、ニラなどユリ科の野菜には共通して強い匂いがありますが、それは硫化アリルが含まれているためです。そして、どの野菜にも体力回復や精力増強作用があるといわれるのも、硫化アリルの作用によるところが大きいと考えられています。

またタマネギには血糖値を下げる効果があるという報告が多くあり、とくに生のタマネギにその作用が強いといわれています。

そのほかにも、最近注目されているのがタマネギに含まれる色素系の抗酸化物質であるケルセチンです。ビタミンCやビタミンEなどの抗酸化ビタミンと同様に、活性酸素の害から細胞を守る働きをしています。

ケルセチンは熱にも比較的強い性質があり、炒めたり、煮込み料理に使ってもその抗酸化力が失われません。優れもののケルセチンですが、黄色系の色素のため、タマネギの皮にもっとも多く存在しています。昔から民間療法でタマネギの皮を煎じて飲むと血液をサラサラにする効果があるといわれているのはそのためかもしれません。しかし、実にも充分の量が含まれているので、糖尿病が気になる人は、タマネギを使った料理を意識して食べるようにすると、改善効果が期待できます。

タマネギのそのほかの薬効としては、殺菌作用や鎮静効果が知られています。ストレスなどで安眠できないときは、枕もとにスライスした生タマネギを置くとよく、タマネギ料理も安眠に効果的です。ストレスは糖尿病にも大敵。ストレスに打ち勝つためにも、まずは安眠が必要です。

【カテキン】緑茶に含まれる強力な抗酸化物質

カテキンには以下のような効果があるといわれています。

①抗酸化作用
②ガン抑制作用
③コレステロール値上昇抑制作用
④血糖値降下作用
⑤抗菌作用

現代の食生活では、缶コーヒーやコーラなどの清涼飲料水の取り過ぎが、糖尿病や、そのほかの生活習慣病を引き起こす大きな原因のひとつと考えられています。というのも、缶コーヒーなどには大量の砂糖が使われていて、カロリーが高いうえに、その糖質を代謝するためのビタミンやミネラル類をまったくといっていいほど含んでいないためです。

そのため、体はストックしてあるビタミンやミネラルを使ってそれらを代謝するしかなくなるのです。しかし、カロリーが高いので普段の食事はおろそかになりがちで、使った量に見合うビタミン類を食事からも充分に補えなくなります。すると、本当に必要なエネルギーの生産が滞ることになり疲れを感じるので、また甘いものが欲しくなるという悪循環に陥るのです。

その悪循環を繰り返していると、体は本格的なビタミン、ミネラル欠乏症となり、活性酸素や毒素、細菌などの悪影響を防ぐことができなくなります。生活習慣病を発症しやすくなるのです。

「そのような悪循環が糖尿病に結びつくことが、意外に多く存在しています。本当にひどくなるとジュースなどのペットボトルが手放せなくなり、高血糖から意識を失い、病院に担ぎ込まれて即入院ということもあります。そのような状態をペットボトル症候群と呼んでいます」と、新田医師はいいます。

入院が必要になるほど糖尿病が進行すると、頻尿で喉が渇くため、普段からペットボトルでジュースなどをガブ飲みする習慣が続き、ある日、意識を失うほどの高血糖状態に陥ってしまうのです。

では、普段から何を飲めば糖尿病の予防に適しているのでしょうか。緑茶などはよい飲み物のひとつです。

「緑茶に含まれるカテキンには、優れた抗酸化力があり、そのことは世界的にも認められています。また、糖質を含まないためカロリーは限りなくゼロに近く、かわりにビタミンCやB群などのビタミン、カリウムやカルシウムなどのミネラル成分を含みます」

カテキンというのはフラボノイド系の色素成分で、赤ワインなどに含まれるポリフェノール類の一種。優れた抗酸化力があり、胃ガンを防ぐなどの研究もあります。そのほか、ラットの実験では血糖値降下作用が認められており、糖尿病の改善、予防にも期待が持たれています。コレステロール値を低下させるなどの作用もあります。ただ、緑茶にはカフェインも多く含まれますから、健康によいとはいえ、飲み過ぎには注意も必要です。

そのほかの色素成分

【アントシアニン】ブルーベリーなどに含まれる紫色の色素成分

アントシアニンには以下のような作用があるといわれています。

①ロドプシンの再生に働き、視力回復作用がある
②強い抗酸化作用
③網膜症の予防

アントシアニンというのは、ブルーベリーやブドウ、紫サツマイモ、黒豆など、色の黒いものに含まれる紫色の元になる色素成分です。強い抗酸化作用があるとされ、また、目によい栄養素としても知られています。

アントシアニンがなぜ目によいのかというと、私たちは、角膜や水晶体を通して入ってきた光を、目の網膜の上に映し出して物を見ます。網膜の中には光の信号を受けるロドプシンという物質があり、光の刺激を受けると分解され、すぐにまた再合成されます。しかし、目を酷使するとロドプシンの分解と再合成のうち、とくに再合成の働きが衰えるのです。ところが、ブルーベリーのアントシアニンは、このロドプシンの再合成を強く促す作用があり、しかも即効性があるのです。

糖尿病の合併症に網膜症があります。それは、基本的に視神経の血管がもろくなる病気ですが、アントシアニンを適度に取ることで網膜症の進行を予防するという報告もあります。優れた抗酸化作用により、動脈硬化防止なども期待できます。

【リコピン】トマトなどに含まれる赤い色の抗酸化物質

リコピンには以下のような効果があるといわれています。

①強い抗酸化作用
②ある種のガンを予防する作用
③動脈硬化の予防

近年、さまざまな色素成分の抗酸化作用に注目が集まっていますが、リコピンというのは、トマトやスイカなどに含まれる赤い色素成分のことです。一昔前まではさして重要視されていなかったのですが、近年の研究で、β・カロチンの数十倍もの、高い抗酸化能力があることがわかってきて、俄然注目を集めるようになった栄養素です。

同じ赤い色素でも、リコピンはβ・カロチンとは違い、タミンAに変化しません。そのままの形で有効利用されるのです。ガンに効果があるといういくつかの実験や調査もあります。たとえば、リコピンの多いトマトをたくさん食べている南イタリア地方では、消化器系ガンの発生率が低いというような調査があります。トマトをたっぷり使ったイタリア料理は健康食としても知られていますが、それも、トマトの抗酸化作用によるところが大きいのです。

トマトのほか、スイカ、イチゴなど赤い色の食べ物にリコピンは多く含まれています。

【水】よい水をたっぷり飲むことは重要

水には、以下のような作用があるとされています。

①皮膚や内臓などの細胞を潤し、老廃物の排出を促進する
②体の新陳代謝を高める
③血液の粘度を薄め、血液循環を活発にする
④腸などの消化管をきれいにし、胃腸の作用をよくする
⑤解毒作用を促進する

体は約60兆もの細胞でできていますが、体の細胞は常に新鮮な水を必要としています。新鮮な水が体の老廃物を洗い流し、新陳代謝を促進します。人間の体は、成人で70％ほどが水分でできています。血液では水分の割合はもっと多く、よい水分の補給は、血液の粘度を低くして、血液循環を盛んにします。

飲んだ水は1分ほどで脳組織と生殖器に達し、10分ほどで体の表面の皮膚にまで達するとされています。それほど速く水は体の中を循環しているのです。

人間は年を取るとともに、体の水分量が低下していきます。皮膚などの老化も、水分の不足と関係しています。よい水をたくさん飲むと肌の張りも回復します。

また、水分が不足すると尿の排出量も減り、尿路結石などもできやすくなります。水分が豊富であれば老廃物の排出が促進され、腎臓病、肝臓病、糖尿病などの予防にも効果があると考えられています。また、よい水は胃や腸などの消化器官をきれいに保ち、栄養素の代謝を助けます。

喉が渇いたときに、ペットボトルのジュースやスポーツドリンクなどを大量に飲むのは糖尿病の元です。代わりによい水をたっぷり飲んで老廃物を洗い流し、新陳代謝を高めると、症状の改善や予防に効果的です。朝の起き抜け、それから毎食30分から1時間前にたくさん飲むのがよいとされています。お茶などでも水分は補給できますが、水は水として飲んだほうが、体はうまく有効利用できるといいます。糖尿病をはじめとする多くの生活習慣病予防、老化防止のためにも、よい水をたくさん飲みましょう。

*　　*　　*

前記したこれらの栄養素が不足した食事では、糖尿病の回復効果が低くなるものと考えられます。予防のためにはなおさら必要です。

【自然療法実践医院の連絡先】

▼渡辺医院（本文P26）
〒164-0003／東京都中野区東中野3-2-16／電話：03（3362）9171

▼お茶の水クリニック（本文P56）
〒113-0033／東京都文京区本郷1-7-3唐木ビル／電話：03（3816）5221

▼甲田医院（本文P84）
〒581-0869／大阪府八尾市桜ヶ丘2-228／電話：0729（22）5300

本書は、「夕刊フジ」に連載された「体に効く食べ物・糖尿病編」をもとに追加取材・大幅加筆したものです。

著者紹介……………………………

森田トミオ（もりた・とみお）

1958年生まれ。出版社勤務を経てフリージャーナリスト。新聞、雑誌等で心と体の健康をテーマにした執筆が多い。編著書に『気功革命』『気功革命②』（ともに太田出版）ほか。

宝島社新書

糖尿病に薬はいらない!

（とうにょうびょうにくすりはいらない）

2002年1月26日　第1刷発行

2002年2月25日　第2刷発行

著　者　森田トミオ

発行人　蓮見清一

発行所　株式会社　宝島社

〒102-8388 東京都千代田区一番町25

電話：営業部 03(3234)4621

編集部 03(3234)3692

振替：00170-1-170829（株）宝島社

印刷・製本：中央精版印刷株式会社

ISBN 4-7966-2566-6